Die Welt der Düfte

Die Welt der Düfte

von

Anne Sybille von Blomberg

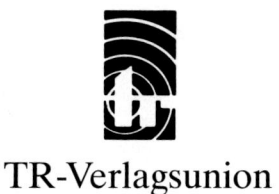

TR-Verlagsunion

Begleitbuch zur neunteiligen Fernsehserie *Die Welt der Düfte* des Südwestfunks Baden-Baden. Die Veröffentlichung der Texte von Kapitel 3, 8 und 9 sowie sämtlicher Abbildungen erfolgt mit freundlicher Genehmigung der Verlagsgesellschaft R. Glöss & Co., Hamburg. Quelle Kapitel 2: Bayer-Berichte, Heft 58/1988. Quelle Kapitel 5: Haarmann & Reimer.

CIP-Titelaufnahme der Deutschen Bibliothek

Blomberg, Anne Sybille von:
Die Welt der Düfte / Anne Sybille von Blomberg. – München :
TR-Verlagsunion, 1990
   ISBN 3-8058-2315-0

Umschlaggestaltung: Wilfried Reich unter Verwendung einer Vorlage von
W. P. Eberhard Eggers, Hannover.
Gesamtherstellung: Schoder Druck GmbH & Co. KG, 8906 Gersthofen
ISBN 3-8058-2315-0

Inhalt

Die Welt ist voller Gerüche

Dufterlebnisse:
Veilchen machen das U-Bahn-Fahren freundlicher

Silvester 1999. Wie werden die Menschen das letzte Jahrzehnt vor der Jahrtausendwende im Rückblick nennen? Zumindest wenn sie nicht gerade von Politik sprechen? Fachleute sind heute schon überzeugt: Der meistgenannte Name wird »Dekade der Düfte« sein, denn jetzt erst, zu Beginn der neunziger Jahre, entdecken Forscher und Verbraucher jene Wahrheit wieder, die bis ins 18. Jahrhundert wohlbekannt war, dann aber vergessen wurde: Daß der gute Geruch für unser Wohlbefinden und unsere Gesundheit mindestens so wichtig ist wie klinische Sauberkeit. Und jetzt erst werden Duftstoffe wieder gezielt eingesetzt, um positive Gefühle zu wecken – und dies nicht nur vom einzelnen Parfumliebhaber, der mit Parfums und aromatischen Ölen Mißstimmungen und Kopfschmerzen bekämpft. Auch städtische Behörden, kluge Arbeitgeber und experimentierfreudige Künstler versuchen seit neuestem, mit Hilfe von kurzen Geruchserlebnissen lang anhaltende Erfolge zu erzielen:

– In Paris soll die Metro demnächst nach Veilchen duften, denn Psychologen stellten fest: Der sanfte Blumengeruch dämpft Aggressionen. Er stimmt die Menschen selbst dann friedlich und freundlich, wenn sie sich in der Rush-hour dicht an dicht in enge Abteile quetschen müssen.

– In London experimentiert die Stadtverwaltung mit Duftstoffen für das Wasser der Sprühwagen: Der Duft von Seefrische, Hyazinthe, Zitrone oder Mandarine soll britischen Morgenmuffeln auf dem Weg zur Arbeit die Müdigkeit vertreiben.

– In Tokio installierte eine Baufirma eine computergesteuerte Beduftungsanlage in ihrem Bürohaus: Am Vormittag wird die Luft mit Zitronenparfum als Weckgeruch angereichert. In der Mittagspause sorgt ein Hauch von Rosenduft für Entspannung, und das Leistungstief am Nachmittag wird mit dem Geruch von würzigen Hölzern bekämpft. Die Investition von 30.000 Mark soll sich schon nach kurzer Zeit durch den größeren Einsatz der Angestellten amortisiert haben.

– In München und Mönchengladbach, in Frankfurt und Fallingbostel, in Berlin und Bonn duftet manch ein Bäckerladen nur deshalb so verführerisch nach frischem Brot, weil ein spezielles Spray vergessen läßt, daß Brötchen, Brezel und Baguette längst nicht mehr aus einem hauseigenen Backofen kommen, sondern aus der Fabrik.

In Preßplattenschränke wird der Kundenverführung wegen Kiefernduft gesprüht, und Kaufhäuser übertönen Miefgerüche mit gezielt eingesetzten Düften: In der Lebensmittelabteilung hat sich beispielsweise Pizzageruch als verkaufsfördernd erwiesen, und in der Abteilung für technische Artikel verlockt ozonreiche Waldluft zum Kauf von Walkman und Werkzeug. Verbraucheranwälte mögen über solche »geheimen Verführer« schimpfen, aber ohne sie geht heute nichts mehr. Vom Dieselkraftstoff bis zum Geschirrspülmittel, vom Waschpulver bis zum Haarshampoo, von den Haushaltshandschuhen bis zur Schuhcreme – alles ist parfümiert, denn die Produkte, aus denen die Gebrauchsartikel hergestellt werden, riechen oft eher unangenehm als anregend. Und wer würde schon eine Zahnpasta kaufen, die nach Fisch stinkt statt Frische zu suggerieren?

Das alles ist jedoch nur ein bescheidener Einstieg in die »Dekade der Düfte«, denn immer mehr Wissenschaftler und Produzenten von Konsumgütern entdecken: Der menschliche Geruchssinn ist keineswegs der »verachtenswerteste und unwichtigste« der fünf Sinne, und als Sigmund Freud ihn als »des Menschen nicht würdig – niedrig und animalisch« abqualifizierte, irrte der Erfinder der Psychoanalyse und der Traumdeutung. Denn: So wie Träume aus unseren tiefsten Erinnerungen aufsteigen, um uns – laut Freud – an verdrängte Ängste und Wünsche zu erinnern, so rufen Gerüche lang vergessene Erinnerungen wach:

– Ein Hauch von Bergamotte aus dem Erfrischungstüchlein – und schon riecht der Passagier nicht mehr den Flugzeugmief, denkt nicht mehr an die Konferenz, der er in luftiger Höhe entgegeneilt. Stattdessen sieht er plötzlich die geliebte Großmutter vor sich, die ihn als Kind mit verbotenen Süßigkeiten versorgte und seine Mückenstiche mit dem bekannten Duftwasser betupfte.

– Ein paar winzige Kreidemoleküle in der Luft, und die Karrierefrau auf dem Weg zur Besprechung denkt nicht mehr voller Zuversicht an den Beifall, den sie für ihren sorgfältig vorbereiteten Vortrag bekommen wird. Plötzlich steht sie in Gedanken neben dem gefürchteten Lehrer vor der Schultafel und weiß nicht, wie man den Umfang eines Kreises berechnet. Angst statt Zuversicht überschwemmt ihr Gehirn.

Düfte dringen ohne Umweg über den kritischen Verstand in das Unterbewußtsein ein und graben dort Erinnerungen aus, die Jahrzehnte vorher

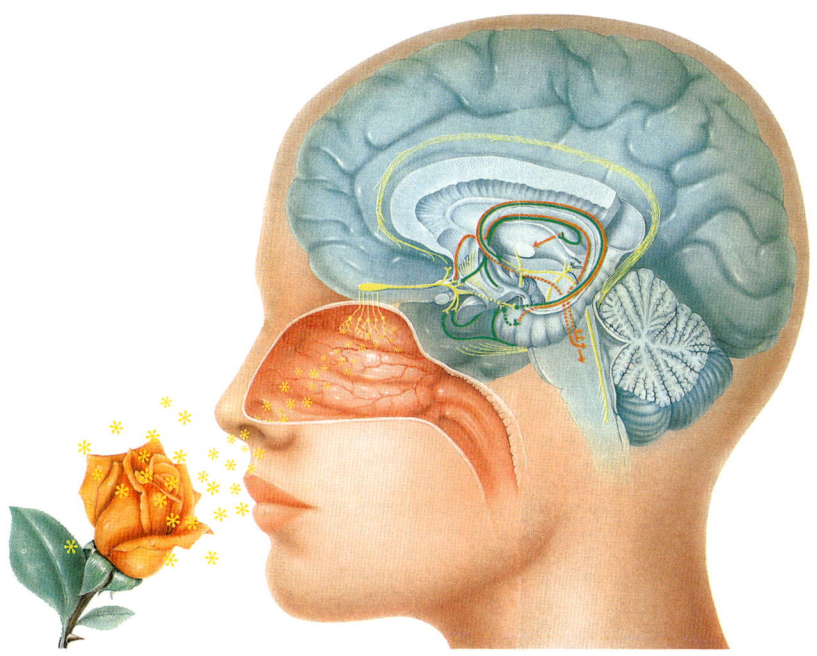

Ein wahrgenommener Duft gelangt über die Nase durch die Siebbeinplatte hinter die Nasenwurzel in das Schädelinnere bis zum Riechkolben.

gespeichert wurden: glückliche Vorweihnachtsgefühle beim Geruch frischer Butterplätzchen ebenso wie lang vergessen geglaubte Ängste vor unsichtbaren Monstern, wenn der dumpfe, feuchte Geruch aus einer Kellerluke in die Nase steigt.

Inzwischen kann die Wissenschaft auch endlich erklären, warum das so spontan passiert und wieso es keinerlei Möglichkeit gibt, diesen Gefühlsüberfall zu verhindern. Bis in die achtziger Jahre hinein überließ man das Riechen den Tieren: Schließlich besitzt ein Schäferhund rund 200 Millionen Riechzellen, der Mensch nur etwa zehn Millionen. Die Beschäftigung mit der körperlichen Voraussetzung und der seelischen Wirkung des Geruchssinns überließ man den Parfumherstellern. Die hatten ja ein kommerzielles Interesse daran. Humanbiologen und Psychologen beschäftigten sich lieber mit den Sprach- und Sehzentren im Gehirn als mit logisch kaum zu beschreibenden Gefühlen, wie sie Gerüche hervorrufen.

Als dann noch französische Naturheilkundler behaupteten, mit Blüten-, Frucht- und Kräuterdüften könne man nicht nur die eigene Stimmung beeinflussen, sondern sogar Krankheiten heilen, ernteten sie bei der Vorstellung ihrer Aromatherapie von Wissenschaftlern nur Gelächter. Statistisch ließ sich nicht nachweisen, daß sich Migräneanfälle auch durch eine Massage mit Kardamomöl lindern lassen und nicht nur durch die Einnahme schwerer Medikamente, daß Rosmarin gegen Durchfall hilft und Kümmel gegen Zahnschmerzen eingesetzt werden kann. Weil aber die Statistik fehle, so die Schlußfolgerung der konservativen Ärzte, sei die Behandlung von Kranken mit aromatischen Ölen unseriös. Und dies selbst dann, wenn die Patienten von aromakundigen Heilpraktikern damit gute Erfahrungen machten.

Inzwischen häufen sich die Gegenbeweise. Untersuchungen an amerikanischen Universitäten ergaben, daß Zypressenduft tatsächlich ängstliche Menschen beruhigt. In amerikanischen Krankenhäusern dämpft man damit die Furcht der Patienten vor Operationen. Außerdem weiß man mittlerweile, daß das Aroma gebratener Äpfel nachweisbar den Blutdruck senkt und Pfefferminz oder Rosmarin bei Schichtarbeitern – zumindest kurzfristig – die Müdigkeit nach Mitternacht vertreibt.

Dufterinnerungen:
Einmal schnuppern und die Kindheit kehrt zurück

Der Grund für den direkten Einfluß von Gerüchen auf Körper und Seele ist heute klar: Der Geruchssinn wirkt auf einen sehr alten Teil des Gehirns, den der Mensch von seinen tierischen Ahnen aus der Frühzeit der Entwicklungsgeschichte übernommen hat. Die ersten Lebewesen auf der Erde waren Meeresbewohner. Als ihre Nachkommen eines Tages an Land gingen, Lungen statt Kiemen, Beine und Flügel statt Flossen entwickelten, mußte die Natur auch einen neuen Sinn erfinden. Die mitgebrachten Fähigkeiten zur Verarbeitung von Hautreizen, die Sinne für das Sehen, Hören und Schmecken reichten nicht mehr aus, um das Überleben auf dem Trockenen zu garantieren. Die gasförmige Luft mußte auch gerochen werden.

Als Mittel der Fernwahrnehmung war der Geruchssinn anfänglich wohl wichtiger als das Sehen, das beim Menschen später die erste Geige im Konzert der Sinne übernahm und das Riechen in den Hintergrund verdrängte. Doch nach wie vor funktioniert die direkte Verbindung von der Nase ins sogenannte Limbische System in der Mitte des menschlichen

Schädels. Das Limbische System steuert nicht nur die Hormonproduktion für viele wichtige Körpervorgänge, es kontrolliert nicht nur den Stoffwechsel und die Insulinausschüttung sowie Stress, Immunabwehr und Sexualität. Im Limbischen System werden auch die Gefühle »gemacht«.

Weht uns beim Stadtbummel aus dem offenen Blumengeschäft ein Hauch von Narzissenduft in die Nase, so setzt dieser Geruch so komplizierte und vom Verstand unabhängige Reaktionen in Gang, daß sie auch der modernste Großcomputer nicht nachspielen kann. Dabei sind die Bezirke unserer Nasenschleimhaut im Bereich der beiden oberen Nasenmuscheln, die Düfte aufnehmen können, nur je drei bis vier Quadratzentimeter groß. Haben die Geruchsmoleküle des Narzissenduftes, den wir im Vorbeigehen rochen, die für sie vorgesehenen Plätze gefunden, die sogenannten »Rezeptoren«, dann schicken die dazugehörigen Nervenzellen auf einer von rund 20 Millionen Riechnervenbahnen Signale in Richtung Limbisches System. Über den Riechkolben, den Riechnervenstrang und das Riechhöckerchen erreichen sie die netzförmige Region des Mittelhirns, die »Formatio reticularis«, die als Teil des Limbischen Systems wie ein Hauptschalter oder Taktgeber unseres Gehirns funktioniert. Achtung! Blumenduft, heißt es da, und weil die Formatio reticularis eng mit den Gefühls- und Erinnerungsspeichern verknüpft ist, assoziieren wir dann vielleicht: »Ahhh! Narzisse! Wunderbar! So dufteten die Bergwiesen, auf denen ich als Kind mit meinem Vater im Frühling die ersten Zitronenfalter beobachtete.« Es kann aber auch sein, daß das Limbische System meldet: »Ibahh! Narzisse! Danach roch diese gräßliche Tante, die mich immer abküssen wollte, weil ich ein sooo süßes Mädchen war.« Welche Gefühle ein Duft weckt, hängt stets von den ganz persönlichen Erlebnissen des riechenden Menschen ab.

Wissenschaftler haben noch kein System gefunden, um Wohlriechendes und Stinkendes so eindeutig zu klassifizieren wie Farben und Töne durch ihre Wellenlänge. Gerüche sind zu unterschiedlich und zu eng mit unseren Gefühlen verbunden. Dazu kommt, daß sich die Wahrnehmung auch ändern kann: Ein Geruch, der lange als angenehm empfunden wurde, kann plötzlich seine »Duftfarbe« wechseln. Gerade schwangere Frauen erleben das häufig. Stimmte sie früher der Geruch des schweren Pfeifentabaks ihres Mannes zärtlich, so erregt er nun plötzlich Übelkeit. Nach einer Scheidung kann ein gern geschnuppertes Parfum des Partners auf einmal böse Erinnerungen wecken. Was einst nach Liebe duftete, stinkt jetzt nach der Bosheit, die der andere bei der Trennung offenbarte.

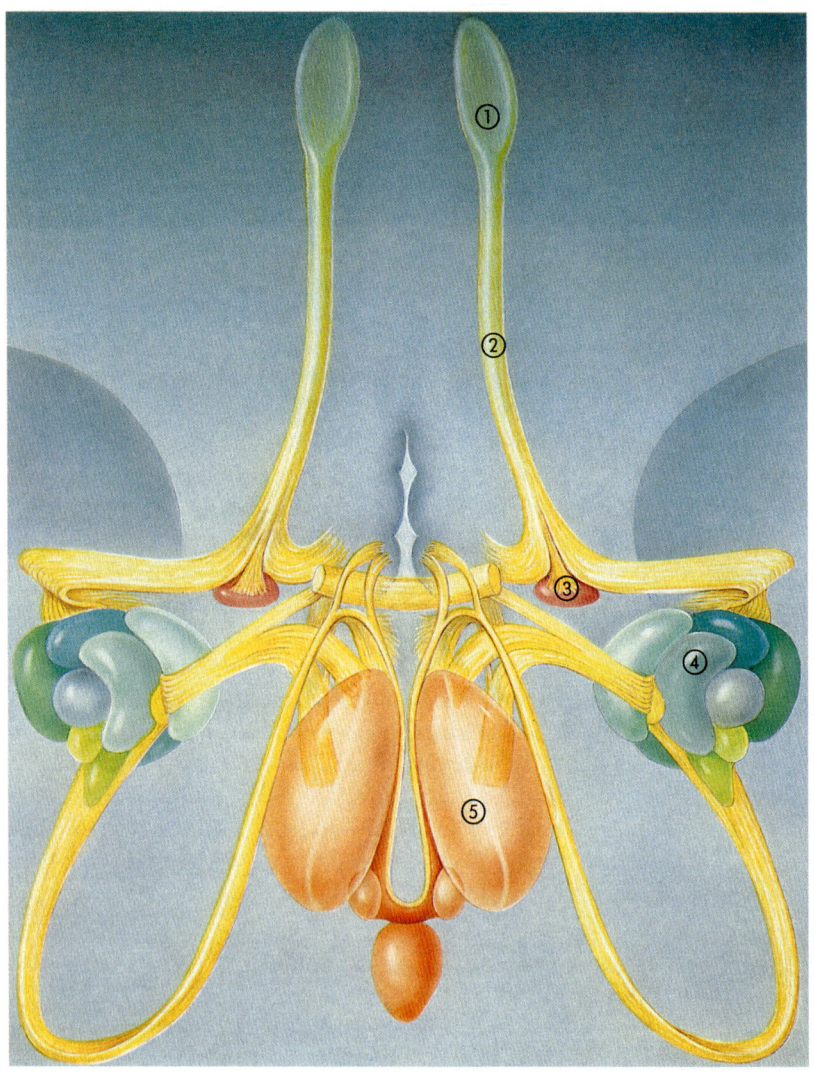

Das Riechhirn: (1) löffelförmiger Riechkolben, (2) Riechnervenstrang, (3) Riechhöckerchen, (4) Mandelkern, (5) mittlerer Thalamuskern.

Solche Änderungen der Wahrnehmung in bezug auf bestimmte Düfte erlebt aber nicht nur der einzelne Mensch. Auch im Lauf der Geschichte ändert sich der Geschmack in bezug auf Parfums. Der Dramendichter William Shakespeare beschreibt zum Beispiel in seinem Lustspiel »Viel Lärm um nichts« einen jungen Mann:

Und was mehr ist. Er reibt sich mit Zibet; merkt Ihr nun, wo's ihm fehlt? Das heißt mit anderen Worten: der holde Knabe ist verliebt.

Das beweist, daß die Düfte aus dem Sekret der Zibetkatze zumindest bis ins 17. Jahrhundert hinein als sehr anziehend empfunden und verschwenderisch angewendet wurden. Modernen Frauen würde der holde Knabe stinken, denn heute werden nur kleinste Mengen des Drüsenduftes in Parfums eingearbeitet. Nicht nur deswegen, weil der Grundstoff fast unbezahlbar teuer ist, sondern weil wir ihn nur noch in höchster Verdünnung als reizvoll empfinden.

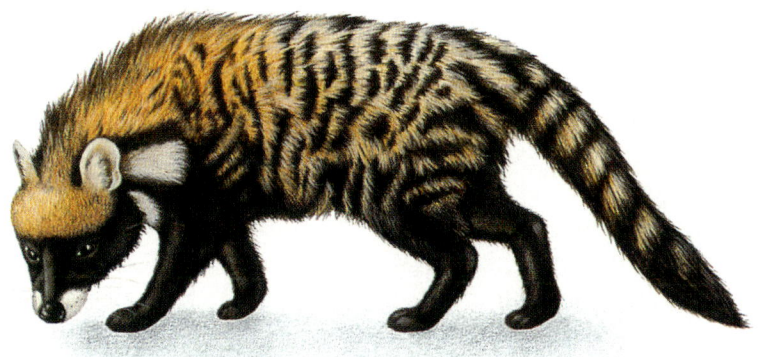

Die Zibetkatze. Zibet ist ein Sekret, das von der vor allem in Äthiopien auf Farmen gehaltenen Katze stammt.

Was die Wahrnehmung von Gerüchen betrifft, so gilt noch folgendes: Gleichgültig, ob wir den Duft von Lavendel, Rose und Orangenblüte als »hinreißend« beschreiben oder den Gestank von Misthaufen und Moder als »gräßlich« – innerhalb von ein paar Minuten haben sich die Riechnerven an beides gewöhnt und nehmen weder Wohl- noch Ekelgeruch länger zur Kenntnis. Das ist auch der Grund dafür, daß wir weder unseren Körpergeruch noch unser Parfum auf Dauer wahrnehmen können, daß wir den Gestank von Autoabgasen im Montagmorgentau geduldig ertragen, und die Verkäuferinnen in den Parfümerien von den unterschiedlichen Düften keine Kopfschmerzen bekommen. Erst wenn ein neuer Duft in die Nase eindringt, wird wieder bewußt gerochen.

Duft und Liebe:
Beim Flirt hat die Nase nur das erste Wort

Insgesamt, so schätzen die Geruchsforscher, reagieren unsere Riechnerven auf rund 3000 Gerüche. Allerdings wird das dem Menschen oft gar nicht bewußt. Das beweist ein Experiment amerikanischer Psychologen: Sie besprühten einige Stühle in dem Wartezimmer eines Zahnarztes mit den riechbaren Abbauprodukten des männlichen Sexualhormons Testosteron, einem sogenannten Pheromon. Mittels Einwegspiegel wurden die eintretenden Patienten beobachtet. Das Ergebnis des Versuches: Frauen setzten sich sehr viel häufiger auf die präparierten als auf die nicht präparierten Stühle, obwohl sie den Pheromonduft nicht bewußt wahrnahmen und bei einer späteren Befragung auch nicht erklären konnten, warum sie zielsicher auf bestimmte Sitzplätze zugegangen waren. Clevere Geschäftsleute versuchten aus dieser Erkenntnis, daß auch Menschen sexuelle Lockdüfte produzieren und auf die des anderen Geschlechtes reagieren, Kapital zu schlagen. Sie brachten ein Parfum auf den Markt, das männliche Pheromone enthielt. Der Erfolg war ebenso klein wie bei einem Duft mit einem sehr großen Anteil von Moschus,

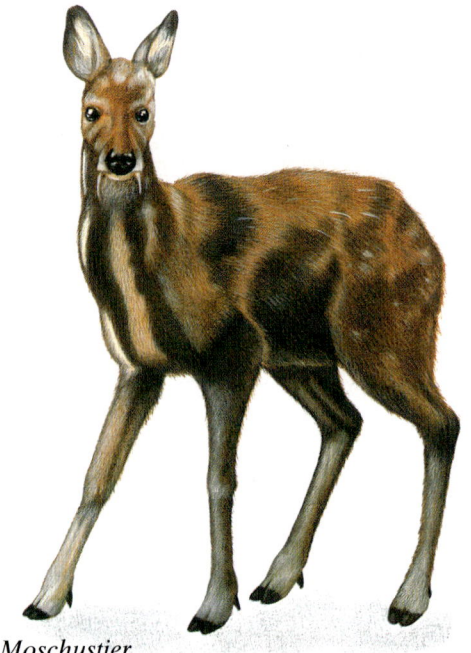

Moschustier

das ja ähnliche Pheromone enthält. Das hat zwei Gründe. Der erste: Viele

Düfte, die wir in geringer Konzentration als angenehm empfinden, nehmen wir als Gestank war, wenn wir zuviel davon in die Nase bekommen. Das gilt heute für Moschus und das Sekret der Zibetkatze ebenso wie für einen so wichtigen Parfumgrundstoff wie Jasmin. Auch der Duft von Jasmin erweckt Ekel statt Lust, wenn wir im Labor den puren Extrakt riechen müssen. Eine weitere Erklärung: Im Gegensatz zu vielen Tieren – von den Schmetterlingsmännchen, die das Paarungsparfum der Weibchen über kilometerweite Entfernungen riechen und der lockenden Duftspur ohne Rücksicht auf ihr Leben durch hungrige Vogelschwärme folgen, bis zu den weiblichen Schweinen, die nur deshalb voller Begeisterung Trüffel suchen, weil diese wie Pheromone von liebeslustigen Ebern duften – lassen sich Menschen durch Körpergerüche nicht total benebeln. Ein Flirt an der Bar kann zwar zustandekommen, wenn die Mischung aus persönlichem Geruch und aufgesprühtem Parfum gern gerochen wird. Aber ob mehr daraus wird? Das entscheidet sich nicht allein im Limbischen System. Da spielen die kleinen grauen Zellen des Großhirns, von dem aus die sogenannten vernünftigen Entscheidungen in die Wege geleitet werden, eine entscheidende Rolle.

Klar ist allerdings: Auch im Zusammenleben der Menschen spielen intime Gerüche eine große Rolle. Das beginnt gleich nach der Geburt eines Kindes. Schon nach sechs Tagen erkennt das Baby den individuellen Hautduft der Mutter. Sie wiederum kann sehr schnell die Kleidungsstücke ihres Säuglings am Geruch von denen fremder Kinder unterscheiden. Ähnliche Beobachtungen machten Psychologen, als sie herauszufinden versuchten, wie gut Erwachsene unbewußt aufgenommene Gerüche wiedererkennen können. Einige Paare bekamen den Auftrag, sich eine Woche lang nur mit geruchloser Seife zu waschen, kein Parfum zu benutzen und nachts immer dasselbe T-Shirt zu tragen. Weder für die Frauen noch für die Männer war es ein Problem, beim abschließenden Riechtest das T-Shirt des Partners zu erkennen. Die Wissenschaftler waren verblüfft. Ein so gutes Ergebnis hatten sie den untrainierten Riechorganen der am Versuch Beteiligten nicht zugetraut.

Duft und Gesundheit:
Ein Hauch von Jasmin vertreibt den Streß

In der Erziehung moderner Menschen wird das Riechen deutlich vernachlässigt. Ob im Kindergarten oder in der Schule – sehen, hören und tasten wird trainiert: vom Malen mit Fingerfarben bis zum Kunstunterricht über Michelangelo und Picasso, vom Spielen auf einem Xylophon bis zum Erkennen von Mozart-Symphonien und dem Analysieren von Michel-Jackson-Songs. Sogar Kochunterricht gibt es in modernen Gymnasien. Will ein Kind aber an etwas riechen, das die Erwachsenen abstoßend finden, heißt es »Finger weg vom Dreck«. Dabei wäre ein intensives Geruchstraining auch für das persönliche Wohlbefinden wichtig. Babys unterscheiden nicht wie Erwachsene zwischen »guten« und »schlechten« Gerüchen. Sie wehren sich erst durch Geschrei, wenn bestimmte Substanzen so stark riechen, daß der Trigeminusnerv in der Nasenschleimhaut dem Gehirn eine schmerzhafte Wahrnehmung signalisiert. Der Geruch, mit dem Stinktiere Feinde in die Flucht jagen, gehört z. B. dazu. Dieser Geruch wird auf der ganzen Welt als besonders ekelhaft empfunden, aber davon und von einigen anderen Substanzen einmal abgesehen, ist ein Säugling allen Gerüchen gegenüber offen.

Wenn Eltern ihren kleinen Kindern die angeborene Neugier auf Düfte unterschiedlichster Art, von dem Geruch der persönlichen Ausscheidungen bis zum Parfum der Mutter, nicht abgewöhnen, sondern sie ebenso fördern würden wie das Interesse an Mathematik oder Musik, dann könnten Erwachsene Düfte viel gezielter einsetzen, z. B. um ihrer Seele und ihrem Körper etwas Gutes zu tun. Wer das ausprobieren möchte, muß gar nicht die Spezialöle der Aromatherapeuten kaufen. Die Frage an die Parfümerieverkäuferinnen nach dem wichtigsten Bestandteil der gängigen Düfte genügt. Und statt nun den Berufsärger abends am Stammtisch mit zwei oder drei schnell heruntergeschütteten Bieren und den Kater am nächsten Morgen mit Tabletten zu bekämpfen, könnte man(n) nach Dienstschluß ein mit Jasminöl parfümiertes Bad nehmen. Der Duft löst Verkrampfungen, die Stimmung bessert sich, Selbstvertrauen und Optimismus werden gestärkt.

Duftkundige Menschen wissen: Schon das Schnuppern an einem Parfum mit starker Jasminnote ruft solche Effekte hervor. Dem widersprechen zwar die überzeugten Aromatherapeuten, denn sie glauben, daß nur das naturreine Jasminöl ohne fremde Beimischungen positive Wirkungen hervorruft, aber da ähneln sie in ihrer Einseitigkeit ihren Feinden, den Schulmedizinern, die jegliche Heilkraft von Düften bestreiten. Deshalb muß jeder Liebhaber von Düften selbst ausprobieren, welche der wichtigsten Parfumgrundprodukte ihm wann helfen:

– Gewürznelke ist dafür bekannt, daß der Geruch Schmerzen lindert und keimtötend wirkt. Als die Holländer die Portugiesen von den indonesischen

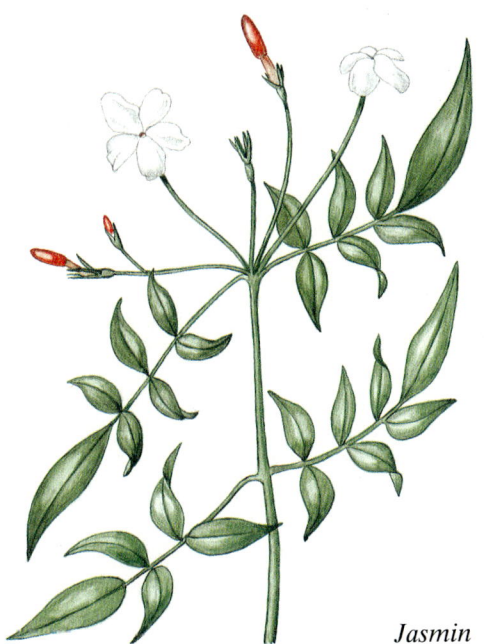

Jasmin

Molukken vertrieben und auf allen Inseln, bis auf einer, die Nelkenbäume abhacken ließen, um die Preise zu erhöhen, überfielen Epidemien in bisher unbekanntem Ausmaß die Einheimischen. Die Nelken, die auch sexuell anregend wirken sollen, hatten sie vor Ansteckung bewahrt.

– Sandelholz vertreibt Verstimmungen und macht, so glaubt man, ebenfalls Lust auf Liebe. Der Duft löst euphorische Stimmungen aus. Vielleicht schnitzten indische Künstler deshalb so gern Buddhastatuen aus Sandelholz. Der Geruch stimmte die Gläubigen fröhlich.

– Zimt wird sogar vom offiziellen»Deutschen Arzneimittelbuch« als Heilmittel anerkannt. Zimt regt Herz, Kreislauf und Atmung an, wirkt krampflösend und verdauungsfördernd. Schon im pharaonischen Ägypten war Zimt ein wichtiger Bestandteil der Salböle, die den Göttern geopfert wurden.

– Das Orangenblütenöl Neroli dämpft Nervosität und Angst, verhilft Schlaflosen zu besserer Nachtruhe und soll gegen Depressionen wirken.

– Der Geruch von Vetiver, das aus der Wurzel eines tropischen Grases gewonnen wird, soll die Anzahl der roten Blutkörperchen steigern und Insekten abschrecken.

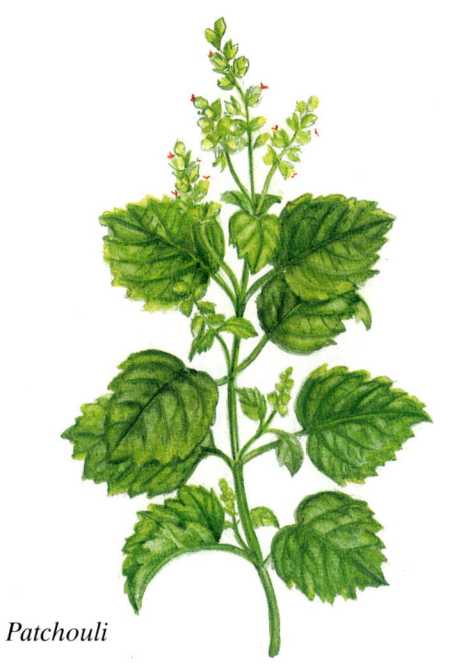

Patchouli

– Rosenduft verwendeten schon die alten Ägypter, Griechen und Römer als Heilmittel gegen Kopfschmerzen und Melancholie sowie als Vorbeugung gegen Kater: Wer beim großen Abendgelage einen Kranz aus Rosen trug, konnte angeblich sehr viel mehr Wein vertragen als Unbekränzte.

– Patchouli wird von chinesischen Medizinern seit Jahrhunderten verwendet, um Störungen im seelisch-körperlichen Gleichgewicht zu beseitigen. Außerdem wirkt es keimtötend.

– Ylang-Ylang, das Öl der Blüten eines tropischen Baumes gleichen Namens, vertreibt nach Meinung der Indonesier, die es zu kultischen Zwekken verwenden, Zweifel, Unruhe und Unsicherheit. Außerdem soll es bei sexuellen Störungen helfen.

Biblische Düfte:
Wollen Sie mal wie Moses riechen?

Schon die ersten Menschen wußten natürlich, wie wichtig eine gute Nase für ihr Überleben war: Was in Dschungel und Savanne gut roch, konnte meist auch unbesorgt gegessen werden, und strenger Wildgeruch verriet Raubtiere, bevor sie gefährlich werden konnten. Doch die Kenntnis der wichtigsten Gerüche, gerade der angenehmen, war auch in grauer Vorzeit mehr als nur eine Notwendigkeit.
Die Neandertaler etwa – sie lebten vor etwa 100.000 Jahren im mittleren Europa – gaben ihren Toten Blüten und duftende Kräuter mit ins Grab, und in der Sahara entdeckten Frühzeitforscher eine 10.000 Jahre alte Fels-

zeichnung aus jener Zeit, in der die Wüste noch grün war. Sie zeigt eine schöne junge Frau, die ihr Haar mit Blumen geschmückt hat.
Von beidem, der Grabbeigabe wie dem Frisurenschmuck, nehmen die Wissenschaftler an, daß sie nicht nur das Schönheitsgefühl befriedigen sollten. Duftendes war immer dazu da, um eine Verbindung zwischen der realen und einer anderen Welt zu schaffen, zwischen Menschen und Göttern. Lange bevor die Römer mit ihrem Begriff »per fumum«, durch den Rauch, den heute allgemeingültigen Namen für das Parfum prägten, hatten Menschen in aller Welt entdeckt, daß Harze und Balsame intensiv duften. Prompt versuchten sie, Geister und Götter nicht nur durch Blumengeschenke freundlich zu stimmen, sie brachten ihnen auch Opfer aus wohlriechendem Rauch dar, sicher in der Hoffnung, daß die Überirdischen menschliche Gebete freundlicher zur Kenntnis nähmen, wenn sie mit Wohlgeruch versehen waren, statt mit dem Gestank verkohlender Ochsen oder Schafe, wie zu Zeiten Abrahams, gen Himmel aufzusteigen.

Jahrtausende lang blieb der Wohlgeruch der mühsam gesammelten Duftträger den Göttern vorbehalten. In Mesopotamien und am Nil, in China, Indien und Mittelamerika bestimmten die Priester, daß nur sie selbst und allenfalls die von ihnen auserwählten Herrscher nach den kostbaren Parfümölen riechen durften. So steht es auch in der Bibel geschrieben.
Nach der Flucht aus Ägypten beschrieb Moses die Errichtung eines kostbaren Räucheraltares und verfaßte das Rezept für die Mischung des heiligen Salböles – so wie Gott es ihm diktiert hatte:

Du sollst auch einen Räucheraltar machen aus feinem Akazienholz, und du sollst ihn mit feinem Gold überziehen, seine Platte und seine Wände ringsum und seine Hörner. Und du sollst einen Kranz von Gold ringsherum machen.

Ebenso präzise waren die Anweisungen für das duftende Parfümöl, mit dem zum Beispiel die Bundeslade, der Leuchter, alle geweihten Geräte und der Altar selbst eingerieben wurden:

Nimm dir die besten Spezereien: die edelste Myrrhe, fünfhundert Lot, und Zimt, die Hälfte davon . . . und Calmus, auch zweihundertfünfzig Lot, und Cassia, fünfhundert nach dem Gewicht des Heiligtums, und eine Kanne Olivenöl. Und mache daraus ein heiliges Salböl nach der Kunst des Salbenbereiters. Eine heilige Salbe soll dies sein.

Wer heute riechen möchte, was damals nur zum Gottesdienst benutzt werden durfte, kann sich den Wohlgeruch selbst herstellen. Parfümeure einer großen deutschen Firma entwickelten das Rezept aus den biblischen Angaben – nur wurde den verwendeten Pflanzen damals der Duft durch eine halbjährige Lagerung in Olivenöl – nach dem Verfahren der sogenannten Mazeration – entzogen. Inzwischen werden die sehr viel stärker duftenden ätherischen Öle durch das Verfahren der Wasserdampfdestillation gewonnen, aber das Geruchserlebnis heute dürfte dem sehr ähnlich sein, das Moses und seine Nachfolger genossen.

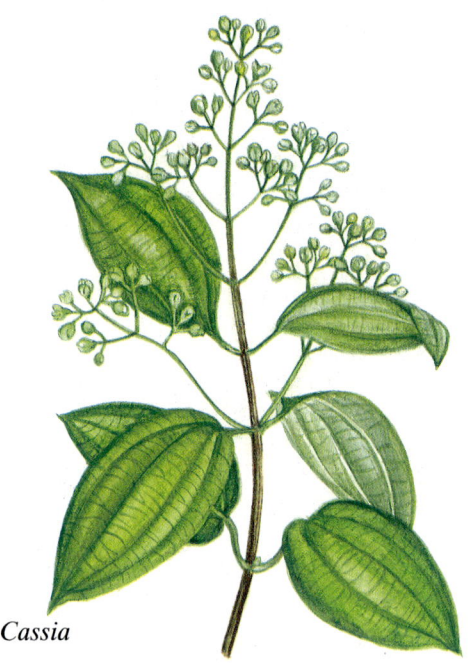

Cassia

Man nehme also 5 Gramm Myrrhenöl, 2,5 Gramm Zimtöl, 2,5 Gramm Calmusöl und 5 Gramm Cassiaöl, mische alle Ingredienzen vorsichtig – fertig ist der alttestamentarische Duft. Zu Moses Zeiten war eine solche Produktion für den Eigenbedarf strikt verboten: *Wer es macht, damit er sich an dem Geruch erfreue, der soll ausgerottet werden aus seinem Volke,* warnte der Patriarch. Eine wohl notwendige, aber gleichzeitig vergebliche Drohung, denn je tiefer die Menschen in die Geheimnisse der Parfumherstellung eindrangen, um so weniger wollten sie die entdeckten Möglichkeiten, ganz anders als nach eigener Haut zu riechen, den Göttern und ihren Priestern überlassen.

Das biblische Gebot wurde ebenso übertreten wie spätere Gesetze des Griechen Solon (etwa 640–561 v. Chr.) und des Römers Julius Caesar (100–44 v. Chr.) gegen die Herstellung von Parfums. Zwar strafte Gott die biblischen Frevler dadurch, daß sie mit ihrer ganzen Sippe von der Erde verschlungen wurden, und ein anderes Mal erkrankten sie an Aussatz, aber das half auf Dauer nichts: Die Juden hatten in der ägyptischen und babylonischen Gefangenschaft an den Parfumtöpfen ihrer Sklavenhalter geschnuppert und waren duftsüchtig geworden.

Die schöne Esther fand unter anderem deswegen Gnade vor den Augen des Königs Ahasverus, weil sie sich vor der Heirat sechs Monate täglich mit Myrrhenöl und ein weiteres halbes Jahr lang mit anderen Parfumölen eingesalbt hatte. Und in König Salomons Liebesliedern ist häufig die Rede von den schönen Düften der »Töchter Jerusalems«: *Du bist gewachsen wie ein Lustgarten von Granatäpfeln mit edlen Früchten, Zypernblumen und Narden, . . . und Safran, Calmus und Zimt, mit allerlei Weihrauchsträuchern, Myrrhe und Aloe, mit allen feinsten Gewürzen.* heißt es in der Bibel. Altertumsforscher sind sich ganz sicher: Lange bevor Maria Magdalena Jesus die Füße salbte, und seine Jünger sich über eine solche Verschwendung des teuren Öls aufregten, waren die Juden eifrige Parfumbenutzer.

Duft in der Antike:
Im Paradies der Griechen floß Parfum in Strömen

Für alle Völker, die Stadtkulturen gründeten, gilt, daß sobald die dringendsten Wünsche nach Essen und Kleidung, Sicherheit und Gesundheit befriedigt waren, die Menschen ihr Bedürfnis nach Luxus, der dem Leben eine besondere Note geben sollte, zu befriedigen suchten. Parfum gehört seit Jahrtausenden dazu. Besonders gut müssen die Städte des Zweistromlandes, des alten Mesopotamien, geduftet haben, denn dorthin, in das Land des sagenhaften Herrschers Gilgamesch, verlegten noch die Menschen des neuzeitlichen Europas das Paradies. In diesem Paradies herrschte Jahrtausende lang ein deutlich wahrnehmbarer Wohlgeruch. Tatsächlich legten die ersten Städtebauer zwischen Euphrat und Tigris rund um den Stadtkern von Ur riesige Gärten an. Von dort aus sollen sich die duftenden Pflanzen in alle zivilisierten Länder verbreitet haben. Vielleicht handelt es sich hierbei nur um eine Legende, sicher aber ist: Im Museum von Bagdad sind Parfumflakons zu besichtigen, die bis zu 6000 Jahre alt sind. Da sich in dieser Gegend die Karawanenstraßen aus China im Osten und Ägypten im Westen, die Straßen aus dem Norden und Süden kreuzten, standen den Sumerern, den Babyloniern und ihren Eroberern, den Assyrern, die Duftstoffkenntnisse der ganzen bekannten Welt zur Verfügung.

Auch die ägyptischen Öle waren in der Frühzeit der Pharaonenreiche den Göttern vorbehalten. Die Priester am Nil konnten ihr Duftprivileg jedoch ebenso wenig vor dem Zugriff der luxusliebenden Gläubigen schützen wie Moses. Um sich das Gewinn versprechende Geschäft nicht entgehen zu lassen, begannen sie selbst, die parfümierten Öle und Salben an die Adeligen zu verkaufen. Später gab es auch in Luxor und Theben hochspezialisierte Fachleute für die Parfumherstellung.

Sie hatten reichlich zu tun. Aromapillen für einen frischen Atem waren im Pharaonenreich ebenso beliebt wie Salbenkegel, die im Falle einer abendlichen Einladung auf die modischen Perücken gesetzt wurden. Während sie in der ägyptischen Hitze langsam schmolzen, mischten sich ihre Düfte mit denen der auf den Fußboden gestreuten Blumen und dem Wohlgeruch des brennenden Räucherwerkes. »Ohne Wohlgeruch ist kein Tag glücklich«, lautete damals ein ägyptisches Sprichwort, und als größtes Kompliment unter Wohlhabenden galt der Satz: »Dein Parfümeur verbreitet Wohlgerüche.«

Von den Ägyptern übernahmen die Griechen die Liebe zum starken Wohlgeruch. Eine Ahnung von seiner Schönheit hatten ihnen schon die Händler der duftliebenden Kreter vermittelt. Sie schätzten den Duft so sehr, daß sie nicht nur die mit Toren aus Zimt versehenen Elysischen Gefilde mit Strömen aus Parfum und 500 Duftbrunnen ausschmückten, sondern ihren Göttern als wichtigstes Erkennungsmerkmal jeweils einen »himmlischen« Geruch zuordneten.

Wann immer Griechenlands größter Dichter Homer – er lebte wahrscheinlich gegen Ende des achten Jahrhunderts vor Christus – in der »Ilias« oder der »Odyssee« einen der Unsterblichen erwähnt, beschreibt er gleichzeitig seinen überwältigenden und betörenden Duft. Eines der schönsten Beispiele ist die Szene, in der sich die Göttermutter Hera auf ein Treffen mit der Liebesgöttin Aphrodite vorbereitet:

Mit Ambrosia wusch sie sich zuerst von der liebreizenden Haut
Alle Unreinheiten und salbte sie glatt mit dem Öl,
Dem ambrosischen, köstlichen, wohlriechenden, das sie hatte;
Wurde es auch nur geschüttelt im Hause des Zeus mit der ehernen Schwelle,
So gelangte doch der Duft bis zur Erde wie auch zum Himmel.

Athen wurde zur Hauptstadt der Düfte in der antiken Welt, und Parfümeure wie Megalos, der zur Zeit von Alexander dem Großen lebte, konnten sich mit Eigenkreationen einen Namen machen. Sein »Megaleion« zum Beispiel bestand aus Cassia, Harzen und Myrrhe auf einer Basis von ägyptischem Fruchtöl, das verjüngend wirken sollte. Trotz des hohen Preises war es ein großer Erfolg – sowohl als Parfum wie als Heilsalbe für entzündete Wunden. Selbst der sonst so bescheiden in einem Faß lebende griechische Philosoph Diogenes soll für seine Füße duftende Öle gekauft haben. Seine Begründung für die doch recht ausgefallene Anwendung: *Salbst du deinen Kopf mit Parfum, entflieht es in die Luft, und nur die Vögel haben den Nutzen davon; wenn ich es dagegen auf meine unteren Gliedmaßen reibe, hüllt es meinen ganzen Körper ein und steigt wohltuend zu meiner Nase auf.*

Weder für seine Landsleute noch für die Römer galt sein Verhalten als vorbildlich. Letztere hatten sich lange mit Räucherwerk für die Götter begnügt. Als sie jedoch Karthago, das nordafrikanische Zentrum des Parfumhandels, zerstörten und anschließend Griechenland eroberten, verfielen auch sie den schönen Düften. Zwar versuchten römische Zensoren noch im Jahr 89 vor Christus exotische Salben zu verbieten, doch das Verlangen nach duftendem Luxus war schon zu groß, um durch Gesetze unterdrückt werden zu können.

Duft im alten Rom:
Auch im Krieg brauchte Feldherr Otho Parfum

Sitz der römischen Parfumindustrie war die Stadt Capua. Ganze Straßenzüge waren dort für die Händler von indischen Gewürzen, griechischen Salben und ägyptischen Ölen reserviert. Zu ihnen gesellten sich die einheimischen Crememischer und Dufterzeuger sowie die Hersteller von Heilmitteln, bei denen die »Ornatix« mit ihren »Cosmetae« einkaufen ging. So hieß die jeweils oberste Kammerzofe feiner römischer Damen. Die Namensgeberinnen für den Gesamtbereich moderner Kosmetik waren Sklaven, die der Herrin Haut und Haar zu pflegen hatten.
Die Spezialisierung der Hersteller war allerdings nicht vollkommen ausgereift. Wie alle Völker bis in die Neuzeit hinein glaubten auch die Römer an die Heilkraft guter Düfte. Ihre Ärzte beschäftigten sich ebenso intensiv mit ihrer Wirkung wie die Parfümeure, denn die römischen Männer und Frauen parfümierten sich nicht nur, um gut zu riechen, sondern auch der Gesundheit wegen: Feldherr Otho nahm im ersten Jahrhundert nach Christus seinen Spiegel, Schmink- und Parfumkoffer sogar in den Krieg mit. Und als Nero in Rom herrschte, badeten die Wohlhabenden unter seinen Untertanen nicht nur in parfümiertem Wasser und salbten sich mit

duftenden Cremes und Ölen ein. Auch Bett und Kleidung, Lieblingssklave und Leibroß, die Ziegel mancher Häuser, die Festzelte und die Segel der Schiffe, auf denen man feierte und sich vergnügte, wurden parfümiert.

Die unzivilisierten Horden der Völkerwanderung zerstörten Rom, und viele Historiker sind der Meinung, daß die Römer selbst daran schuld waren, weil sie lieber ihre duftenden Bäder aufsuchten als zu den militärischen Übungen zu gehen. Das mag sein, richtig ist auf jeden Fall: Vandalen und Goten, Langobarden und Hunnen, die bis ins sechste nachchristliche Jahrhundert hinein das Großreich eroberten und unter sich aufteilten, kannten kein Parfum. Zwar wird von keltischen Druiden berichtet, daß sie sich zu wichtigen Götterfesten auch mal Kränze aus Blumen um den Kopf wanden. An Normaltagen rochen sie mit ziemlicher Sicherheit mehr oder minder streng, denn vom Waschen scheinen die meisten Völkerstämme Nord- und Mitteleuropas damals nicht viel gehalten zu haben.

Daran änderte sich Jahrhunderte lang wenig. Die Geheimnisse der Parfumherstellung wurden nur noch im griechischen Byzanz, dem heutigen Istanbul, gehütet. Von dort übernahmen sie die Araber und wurden die größten Duftliebhaber der Geschichte. Ihr Religionsstifter Mohammed schrieb zum Beispiel in der Schilderung des islamischen Paradieses sogar der Erde einen betörenden Geruch zu – den von Safran und Moschus. Die duftende Rose, so erzählt eine Legende, sei aus einem Schweißtropfen des Propheten Mohammed entstanden. Und so verwundert es nicht weiter, daß die Duftrosen heute noch in der Türkei wachsen.

Der Geruch von Moschus war den Moslems am teuersten. Sie verwendeten das animalische Sekret nicht nur zum Kochen – wie das ebenso seltene und teure Ambra und das Rosenwasser –, sondern sie bauten sogar Moscheen aus Moschusziegeln. Noch nach Jahrhunderten sollen deren Mauern die Gläubigen durch ihren erogenen Duft erfreut haben.

Duft im Mittelalter:
Lieblich riechen wie ein Schoßhündchen

Erst als die Kreuzritter gen Süden aufbrachen, um Jerusalem zu befreien – zum ersten Mal geschah dies im 11. Jahrhundert –, lernte auch das Abendland wieder Parfums kennen. Für die Herstellung gab es inzwischen eine ganz neue Methode. Der Arzt, Chemiker und Forscher Ibn Sina – er schrieb unter anderem ein zwanzigbändiges Lexikon und wurde in Europa unter dem Namen Avicenna berühmt – hatte das Verfahren entdeckt, mit dem man Pflanzen weit besser die duftenden Bestandteile entziehen konnte als bei allen früheren Versuchen: die Destillation. Statt mit sperrigen Bündeln getrockneter Pflanzen und Großbehältern mit leicht verderblichen Ölen, statt mit Rinden, Wurzeln und Hölzern konnte jetzt mit konzentrierten Essenzen in vergleichsweise winzigen Phiolen gehandelt werden.

Nun gab es auch im kühlen Norden kein Halten mehr: Die ungehobelten Kreuzritter und ihre nicht viel zivilisierteren Burgdamen lernten vom hochkultivierten Orient, daß Myrrhe sehr viel besser roch als muffige Bärenfelle. Sie erkannten, wie gut Rosenwasser den strengen Geruch von altem Wildfleisch übertönte, denn es wurde modern, sich nach dem Essen die Hände mit Rosenwasser zu waschen. Dazu kam die Erfahrung, daß heiße Bäder mit Zusätzen von wohlriechenden Kräutern mehr Spaß machten als der Sprung in einen eiskalten See.

Das erste Parfum aus europäischer Produktion wird im 13. Jahrhundert erwähnt. Die Madjaren-Königin Elisabeth soll das Rezept von einem frommen Einsiedler erhalten haben, der es angeblich einer himmlischen Inspiration verdankte. Es hieß, daß der Gebrauch dieses »ungarischen Wassers« – sein Hauptbestandteil soll ein Rosmarin-Destillat gewesen sein – die Fürstin von Buda so verschönerte, daß der König von Polen sie heiraten wollte und zwar nach ihrem 72. Geburtstag. Heilig gesprochen wurde allerdings nicht sie, sondern Elisabeth von Thüringen. Als sie entgegen einem Verbot ihres geizigen Ehemanns den Armen Brot brachte und von ihm zur Rede gestellt wurde, verwandelten sich die Brotlaibe in Rosen. Vielleicht stammt von daher der mittelalterliche Glaube, daß Heiligkeit schon am Geruch des Körpers zu erkennen sei – so wie der Teufel und die Sünde am Schwefelgestank. Das »ungarische Wasser« bildete den bescheidenen Anfang einer europäischen Parfumkultur, die bald darauf in Paris ihr neues Zentrum errichtete. Dieses Privileg verdankt die franzö-

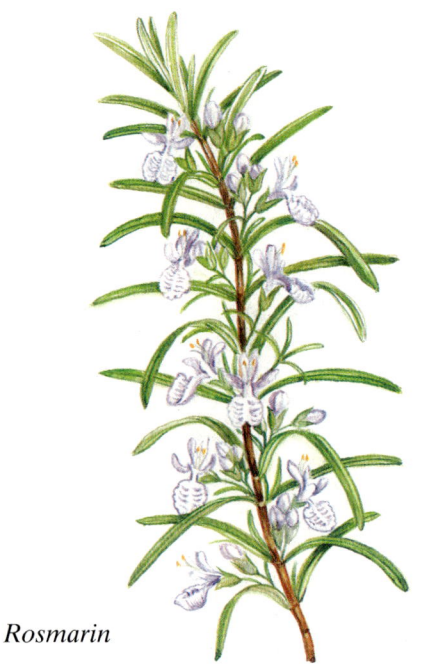

Rosmarin

sische Hauptstadt der Italienerin Katharina von Medici. Als sie 1533 König Heinrich II. heiratete, brachte sie aus ihrer viel luxuriöseren Heimatstadt Florenz, in der ihr Ahnherr Cosimo I. sogar seine Goldstücke hatte parfümieren lassen, nicht nur die »Nouvelle Cuisine« mit – die italienischen Köche begründeten die bis heute unangefochtene Vorrangstellung der französischen Küche –, auch der Parfümeur René folgte der dreizehnjährigen Braut in den Norden. Sein Geschäft auf dem Pont au Change wurde schnell zum Treffpunkt der Schönen und Reichen des Königshofes. Sie ließen sich dort ihre individuellen Parfums zusammenstellen. Von René bezog Katharina auch jene parfümierten Handschuhe, die sie der Mutter ihres königlichen Gemahls schenkte. Jeanne d'Albret starb kurz darauf, und ihre Freunde munkelten, das Parfum von René habe außer Duft- auch Giftstoffe enthalten. Die mächtige Herrscherin nahm den Klatsch zur Kenntnis, lächelte versonnen und rächte sich bei der nächsten Gelegenheit durch die Verbannung ihr unliebsam gewordener Personen vom Hof.

Düfte dienten nicht nur der persönlichen Eitelkeit, sondern der Gesundheit. Schließlich half sogar der berühmte Astrologe und Arzt Nostradamus, ein Zeitgenosse Katharinas von Medici, seinen Patienten nicht nur durch die Aufstellung eines Horoskopes, sondern auch durch Duftpulver. Während die Pest in seiner Heimatstadt Aix-en-Provence wütete, erstellte er eine Mischung aus Zedernholzspänen, florentinischer Iriswurzel, Nelke, Moschus, Aloe, Ambra und viel Rosenwasser. Damit soll er vielen Kranken das Leben gerettet haben. Ganz nebenbei entwickelte der Zukunftsforscher einen der ersten bekannten Parfumzerstäuber. Damit besprühte er die Wände und Betten in den Zimmern der Leidenden. Nach modernen Erkenntnissen steigerte das zumindest ihre Lebenslust und damit die Immunabwehrkräfte. Die Kollegen von Nostradamus waren eher der Meinung, der schöne Duft vertreibe böse Krankheitsdämonen. Eines der beliebtesten Damenaccessoire jener Zeit waren die sogenannten »Pomander«, die »Pommes d'arbre«. Das waren kleine, kunstvoll verzierte Kugeln aus Silber oder anderem Metall, die mit duftenden Stoffen gefüllt wurden. Die englische Königin Elisabeth I. besaß sogar eine Halskette aus diesen Kugeln. An ihnen wurde fein geschnuppert, wenn der Geruch von Straßenkot oder Schweineherden, von Misthaufen oder Sickergruben in den damals noch sehr ländlichen Städten die vornehmen Nasen beleidigte. Die Zusammensetzung der Duftkugeln wird in einem altenglischen Medizinbuch folgendermaßen beschrieben: *Die einzig richtige Methode zur Herstellung ist diese: Nimm eine Unze der feinsten Gartenerde, welche sieben Tage lang in frischem Rosenwasser gereinigt und eingeweicht worden ist; dann nimm Labdanum, Benzoin, beide Storaxarten, Ambra, Zibet und Moschus, von allem das Beste, und forme daraus, was dir gefällt. Ist dein Atem nicht zu stark, wirst du dadurch so lieblich duften wie einer Dame Schoßhündchen.*

Duft in der Neuzeit:
Von Moschus und Ambra zu Lavendel und Veilchen

Die wichtigste Aufgabe der reichlichst verwendeten Duftkompositionen bestand zu Beginn der Neuzeit darin, den für moderne Menschen wohl unerträglichen Gestank der Städte erträglich zu machen. Eine Kanalisation gab es nicht. Der Inhalt der Nachttöpfe und die Essensreste landeten auf den Straßen. Waschen galt als gefährlich für die Gesundheit. Die Ärzte genehmigten es nur in Ausnahmefällen, und die antike Erfindung der wassergespülten Toiletten war längst in Vergessenheit geraten. Es stank in Versailles, am Hofe der preußischen Könige in Berlin und im Moskauer Kreml. Parfum war also ein Mittel der Selbstverteidigung und der Höflichkeit. Noch immer galten dabei Moschus, Zibet und Ambra als die wirksamsten Mittel. Man besprühte und bestäubte sich, beduftete Perücke, Spitzentaschentuch und Reifrock. Es gab fast nichts, was nicht parfümiert wurde: das Gebäck und der Schnupftabak, die Limonaden und die im Barock erfundenen Schokoladenpralinen, die Kutschen, Tapeten und Nachtstühle. Ludwig XIV. wurde von Schmeichlern zum »wohlriechendsten König« der Welt ausgerufen, und ein zeitgenössisches Parfumbuch berichtet, daß »*Seine Majestät häufig geruhte, M. Martial* (einem gefeierten Parfümeur) *in seiner Kammer beim Komponieren der Parfums für seine geweihte Person zuzusehen*«. Der Monarch ordnete auch an, wonach sein Hofstaat täglich zu duften hatte. Kein Wunder also, daß Versailles von

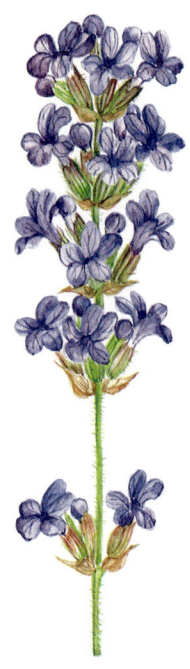

ausländischen Diplomaten als die »cour parfumée«, als der »parfümierte Hof«, beschrieben wurde. Allein Madame de Pompadour, die langjährige Mätresse des Herrschers, gab im Jahr bis zu 500.000 Livres für feine Düfte aus. Als das Volk während der französischen Revolution kurzfristig die Macht übernahm, galt Parfum eine Zeitlang als dekadent, aber ganz ohne Schutz gegen den überall herrschenden Gestank wollte niemand auskommen, der ihn sich leisten konnte. Deshalb änderten sich nur die verwendeten

Lavendel

Düfte. Moschus, Ambra und Zibet wurden unmodern. Statt dessen verwendete man nun Lavendel und Veilchen.

Dieser Wechsel von schweren zu leichten Parfums wurde nur möglich, weil sich gleichzeitig auch der Zeitgeist auf einen neuen Trend einstellte. Immer mehr Ärzte erkannten, daß Waschen der Gesundheit eher nützt als schadet, und Seuchen nicht eine Strafe Gottes für übertriebenen Luxus sind. Sie wurden von dem Ungeziefer, das im Unrat auf den Straßen gedieh, übertragen. Die Welt der »natürlichen« Gerüche erschien den nun selbstbewußten Bürgern deshalb plötzlich als unheimlich. Auf einmal galt die Aufmerksamkeit nicht mehr jenem Herren, der das auffallendste Parfum trug, sondern seinem Konkurrenten, der gar nicht duftete. Aus jener Zeit stammt das Vorurteil, ein Mann dürfe nur nach Leder, Tabak und Seife riechen. Erst jetzt, gegen Ende des 20. Jahrhunderts, wird es langsam überwunden.

Internationale Düfte:
Andere Länder, andere Parfums

Die Seele ist wie ein Wind, der über die Kräuter weht, und wie ein Tau, der auf die Gräser träufelt und wie die Regenluft, die wachsen macht, sagte die kräuterkundige Äbtissin Hildegard von Bingen einst und forderte: *Genauso ströme der Mensch sein Wohlwollen aus auf alle, die da Sehnsucht tragen.*

Moderne Parfumhersteller würden den Wunsch nach einem ausströmenden Duft, der das Wohlwollen verdeutlicht, gern erfüllen. Die Frage ist nur: Kann sich eine braunhaarige Bäuerin von der Schwäbischen Alb in denselben Duft verlieben wie eine blonde Hausfrau in Frankfurt? Bevorzugt ein blauäugiger Rotschopf aus Irland ein anderes Parfum als eine schwarzhaarige Peruanerin? Der Parfumhersteller Haarmann & Reimer gab eine Untersuchung in Auftrag, um diese Fragen zu klären, nachdem man bei vorherigen Untersuchungen schon ein altes Vorurteil widerlegt hatte. Haar- und Augenfarbe haben keinen Einfluß auf die Duftentwicklung eines Parfums. Ob blond oder braun, ob rot oder schwarz – wie sich Kopf-, Herz- und Fondnoten auf der Haut einer Frau entwickeln, wird nicht von ihrem ererbten Aussehen beeinflußt.

Vier Länder suchten die Psychologen und Marktforscher aus, um die übrigen Fragen zu klären. Neben der Bundesrepublik waren es die drei südamerikanischen Nationen Argentinien, Bolivien und Brasilien, später die USA, England und Spanien. Schon vorher war festgestellt worden, daß sich die Wünsche der Verbraucherinnen in diesen Ländern stark unterscheiden. Zunächst in Deutschland und dann anschließend in Südamerika machten die Frauen einen speziellen psychologischen Test. Anhand der Ergebnisse wurden sie in vier Gruppen eingeteilt. Fachleute sprechen in diesem Zusammenhang von den Persönlichkeitsdimensionen »emotional stabil versus emotional wechselseitig« und »stimmungsmäßig nach außen auf die Umwelt orientiert (extravertiert) versus stimmungsmäßig nach innen auf sich gerichtet (introvertiert)«. Laien, um ähnliche Definitionen gebeten, würden das wohl etwas weniger wissenschaftlich ausdrücken und die Extreme der vier Gruppen folgendermaßen definieren:

– Da geht es zunächst um die Frauen, mit denen man Pferde stehlen kann, auf die man sich auch dann noch verläßt, wenn andere bereits ein großes Zittern überfällt (stabil).

– Zur zweiten Gruppe gehören jene, die schon mal vor Begeisterung auf dem Tisch tanzen, am nächsten Tag aber dringend eine starke Schulter zum Ausweinen brauchen und sich beider Gefühlsausbrüche nicht schämen (emotional wechselseitig).

– Die dritte Persönlichkeitsdimension betrifft die Stillen im Lande. Sie werden leicht übersehen, weil sie über sich und die Welt lieber grübeln als darüber zu reden (introvertiert).

– Die vierte Gruppe fragt den Mitmenschen Löcher in den Bauch, geht aus statt zu Hause zu bleiben und flirtet im Extremfall lieber mit immer neuen Freunden als sich auf Dauer in einer Ehe einsperren zu lassen (extravertiert).

Unter den deutschen Parfumverwenderinnen sind die stabilen und extravertierten Frauen häufiger als die introvertierten und emotional wechselseitigen. Die deutschen Frauen wollen die eigenen Gefühle in den Griff bekommen und auf die Umwelt ausgeglichen wirken. Zweckorientiertes und realistisches Denken ist ihnen wichtiger als das Schwelgen in Gefühlen. Die Gefühle werden den augenblicklichen Gegebenheiten angepaßt. Weinen deutsche Frauen nicht vor Verzweiflung? Jubeln sie nicht vor Glück? Falls ja, wollen die meisten es niemandem zeigen. Die Duftpsychologen ordnen ihnen deshalb zwei Duftrichtungen zu: aldehydisch-blumige balsamische Noten, die bis zu orientalischen Dufttendenzen reichen, und Chypre-Noten, die zu frisch-blumigen Ausprägungen tendieren.

Brasilianerinnen können sich damit seltener anfreunden. Sie gehören zu den introvertierten und emotional wechselseitigen Frauen. Sie zeigen ihre Gefühle eher, gleichgültig ob sie gerade in sich gekehrt und zurückgezogen leben oder lebensfroh, aktiv und heiter sind. Ihre Stimmungen ähneln der Musik ihrer Heimat: Mal sind sie sehnsuchtsvoll und melancholisch, mal ausgelassen und euphorisch. Die Lieblingsdüfte der Brasilianerinnen sind deshalb die Fougère-Noten (auch mit orientalischem Charakter) und die blumig-fruchtigen Noten bis hin zu den frisch-blumigen Noten.
Die Frauen in Argentinien und Bolivien sind stimmungsmäßig extremer als die Frauen im brasilianischen Nachbarland und in der Bundesrepublik: Wenn schon orientalische Duftnoten, dann aber richtig ausgeprägt, und falls jemand lieber Chypre schätzt, dann wird auch da ein typischer Vertreter der Parfumrichtung gewählt. Damit unterscheiden sie sich ganz besonders von den Japanerinnen, deren Duftwünsche in einer gesondert durchgeführten Befragung ermittelt wurden.

Im dicht besiedelten Japan ist die Harmonie mit den Nachbarn, die Einigkeit mit der Gruppe ein wichtiges Erziehungsziel. Frauen in Tokio, Osaka und Nagasaki wählen deshalb auch bei Parfums nicht die Extreme, sondern suchen die goldene Mitte. Ihre Düfte sollen harmonischer und dezenter sein als die der Frauen in Argentinien und Bolivien.

Duftkleider:
Wer trägt dieselbe Kleidung ein Leben lang?

Es gibt nur zwei Möglichkeiten: Entweder sind moderne Menschen noch unerfahren im richtigen Gebrauch schöner Düfte, oder die Nasen des 20. Jahrhunderts sind viel empfindlicher als jene im 4. Jahrhundert vor Christus. Damals, so behauptet es zumindest der Dichter Antiphanes, gab es Menschen, die parfümierten jeden Körperteil anders.

Er badet tatsächlich
In einer großen vergoldeten Wanne und taucht seine Füße
Und Beine in schwere ägyptische Salben;
Kiefer und Brust reibt er mit zähflüssigem Palmöl ein,
Und beide Arme mit einem nach Minze duftenden Auszug;
Augenbrauen und Haar mit Majoran,
Knie und Nacken mit einer Essenz aus zerstoßenem Thymian.

Gleichgültig wie wir so eine Duftorgie fänden –»schön« wäre wohl nicht der Ausdruck, der den Menschen von heute als erstes dazu einfiele. Das liegt nicht nur an dem offensichtlich empfindlicher gewordenen (höher entwickelten?) Riechsinn. Viele Frauen und Männer sind noch davon überzeugt, daß nur derjenige Charakter und Stil beweist, der sich eines Tages für ein einziges Parfum entscheidet und das ganze weitere Leben bei diesem Duft bleibt. Diese Haltung erinnert an die kirchliche Forderung nach der Unauflöslichkeit der Ehe und an das biblische Gebot *Deine Rede sei ja oder nein. Was darüber ist, ist von Übel.* Beides ist nicht mehr ein allgemeingültiger Maßstab. Liebe und Treueversprechen halten nicht mehr, bis daß der Tod die Partner scheidet, und die Zeiten ändern sich so schnell, daß die Überzeugungen von gestern heute oft schon überholt sind. Und weil das so schwierig ist, sehnen sich viele Menschen nach Dauerhaftigkeit. Sie träumen trotz aller Gegenbeispiele von der »ewigen Liebe« und möchten, daß ihr Charakter von Freunden und Kollegen als zuverlässig und unwandelbar anerkannt wird, und wenn sie ein Parfum tragen, dann soll das diese Wünsche unterstreichen. Ein Leben lang.

Es gibt noch viele »Lebenslängliche«, aber ihre Anzahl schrumpft. Besonders Frauen haben erkannt: So wie sie ihre Kleidung der Lust und der Laune anpassen – mal im strengen Kostüm als Karrierefrau ins Büro gehen und mal die verführerische Lady darstellen –, so können sie auch die Düfte austauschen. Sicher, die Psychologen haben bewiesen, daß verschiedene Verwendertypen verschiedene feste Vorlieben haben – das heißt aber nicht, daß diese Geschmacksrichtung nicht nach Tagesstimmung variiert werden dürfte. Ist der Morgen grau wie der Anzug der meisten männlichen Kollegen, dann paßt zum eigenen Optimismus ein frecher Duft sicher besser als ein zurückhaltender. Fühlt frau sich eher bescheiden, gibt es schon mehrere Möglichkeiten:

– Ein zurückhaltender Duft signalisiert der Umwelt: Bitte laßt mich heute in Ruhe. Ich werde meine Pflicht tun, aber mehr ist nicht drin.

– Ein auffälliges Parfum dämpft die eigene Unlust, weckt den Kampfgeist und teilt Partner und Kollegen mit: Auch wenn ich heute nicht in Höchstform bin – ihr müßt mit mir rechnen!

– Eine aggressive »Hier-stehe-ich-und-will-nicht-anders«-Komposition vertreibt die Unsicherheit vor dem großen Auftritt – in der Disco ebenso wie beim Opernball, bei der Lobrede für den pensionierten Kollegen wie bei einem schwierigen Gespräch mit dem Partner.

– Eine zurückhaltende Klassiknote läßt alle Möglichkeiten offen, und

– eine ausgefallene avantgardistische Kreation zeigt selbst Zufallsbekanntschaften im Bus zur Arbeit: Ich langweile mich, habe Lust auf etwas Neues. Wer bietet es mir?

Ein Parfum ist geeignet, den simplen Vorgang des Atmens in einen Rausch zu verwandeln schrieb der französische Dichter Paul Valéry zu Beginn dieses Jahrhunderts. Jetzt, da sich dieses Jahrhundert seinem Ende zuneigt, wagen Frauen und Männer endlich, diese Möglichkeit auszunutzen, jeden Tag mit einem anderen Duft.

Die Stoffe, aus denen die Düfte sind

Natürliche Duftstoffe:
Duftendes aus der Pflanzen- und Tierwelt

Die Adern an seinen Schläfen schwollen bedrohlich an, und sein Gesicht wurde puterrot vor Anstrengung. Dennoch gelang es dem Mann nicht, mit seinem Daumen einen Druck von mehr als 1000 Gramm auf das hochempfindliche Meßgerät auszuüben. Immer wieder fiel der Zeiger auf der Gewichtsskala zurück. Plötzlich aber stieg dem Mann ein angenehmer Rosenduft in die Nase – und damit stieg auch seine Leistungsfähigkeit: fast mühelos schaffte er nun 100 Gramm mehr.

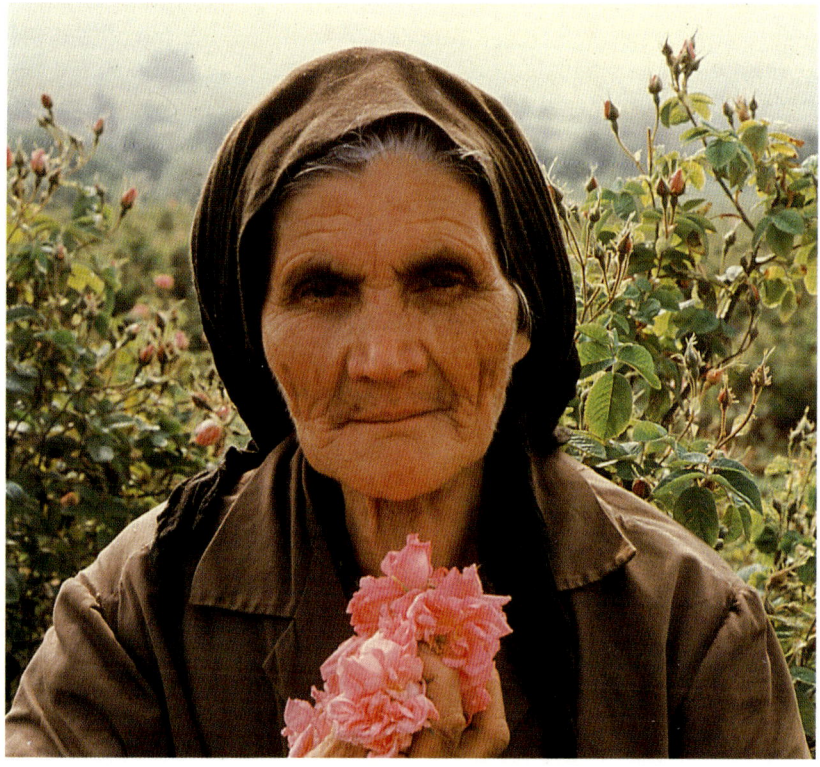

In Bulgarien sind in der Saison ganze Familien vom Kind bis zur Großmutter auf den Feldern, um die Rosen zu pflücken.

Dieser eindrucksvolle Test, mit dem amerikanische Wissenschaftler dem rätselhaftesten unserer fünf Sinne, dem Geruchssinn, auf die Spur kommen wollten, bewies, was seit Urzeiten bekannt ist: Wohlgerüche steigern das Wohlbefinden des Menschen. Sie beflügeln ihn zu außergewöhnlichen Leistungen und befähigen ihn zu ungeahnten Empfindungen. Sie locken ihn zu Lust und Liebe und entfachen seine Leidenschaft. Und sie bringen, wie Psychologen wissen, in seinem Innersten »geheime Saiten zum Schwingen«.

Doch: So verschwenderisch die Natur auch mit den Düften und Wohlgerüchen umgeht, die uns so angenehm in die Nase steigen, so mühsam ist es, sie in Fläschchen und Flakons zu bannen. Für die Bulgaren ist beispielsweise das Rosenöl der sprichwörtliche Inbegriff des Wertvollen: »Teuer wie Rosenöl!« sagen sie, wenn sie etwas besonders Kostspieliges meinen. In ihrem Land, am Fuß des Balkan-Gebirges, liegt das größte geschlossene Rosen-Anbaugebiet der Welt. Hier wird seit Jahrhunderten die Damaszener-Rose kultiviert, ein heckenrosen-ähnlicher Strauch, der nur 30 Tage im Jahr blüht. Zur Gewinnung des wertvollen Öls müssen die Blüten einzeln gepflückt werden. In stetigem Wettlauf mit der Sonne. Denn: Mit zunehmender morgendlicher Erwärmung verlieren die Blüten ihre ätherischen Öle. Um die Mittagszeit sind sie nur noch halb so gehaltvoll wie bei Sonnenaufgang. In den wenigen Tagen der Saison sind daher ganze Heerscharen unterwegs, um Rose für Rose zu zupfen. Die besten Sammler schaffen etwa 50 Kilogramm am Tag – eine Ausbeute, die nur wenige Tropfen des begehrten Öls ergibt. Daran hat selbst aller technischer Fortschritt nichts ändern können: Wie schon vor Jahrhunderten erhält man aus fünf Tonnen Blüten nicht mehr als nur ein einziges Kilogramm Rosenöl, das auf dem Weltmarkt mit 10.000 Mark gehandelt wird. Immerhin aber hat uns der Fortschritt den synthetischen Rosenduft gebracht. Heute kann man das begehrte Rosenöl durch die Verwendung preiswerter synthetischer Substanzen zwar nicht vollkommen, immerhin aber doch so gut nachahmen, daß die Laien-Nase sich in einem Rosenbeet wähnt. Natürlich gewonnenes Rosenöl wird wegen seines hohen Preises nur noch selten verwendet.

Doch trotz aller synthetischer Substanzen gilt zunächst einmal: Hauptlieferant der natürlichen Wohlgerüche ist die Pflanze mit allen ihren Teilen. Verarbeitet werden Blüten (z. B. Rose, Jasmin, Tuberose), Stengel und Blätter (z. B. Geranium, Patchouli, Lorbeer), Früchte (z. B. Anis, Cardamom, Coriander, Muskatnuß), Samen (z. B. Sellerie, Dill, Petersilie),

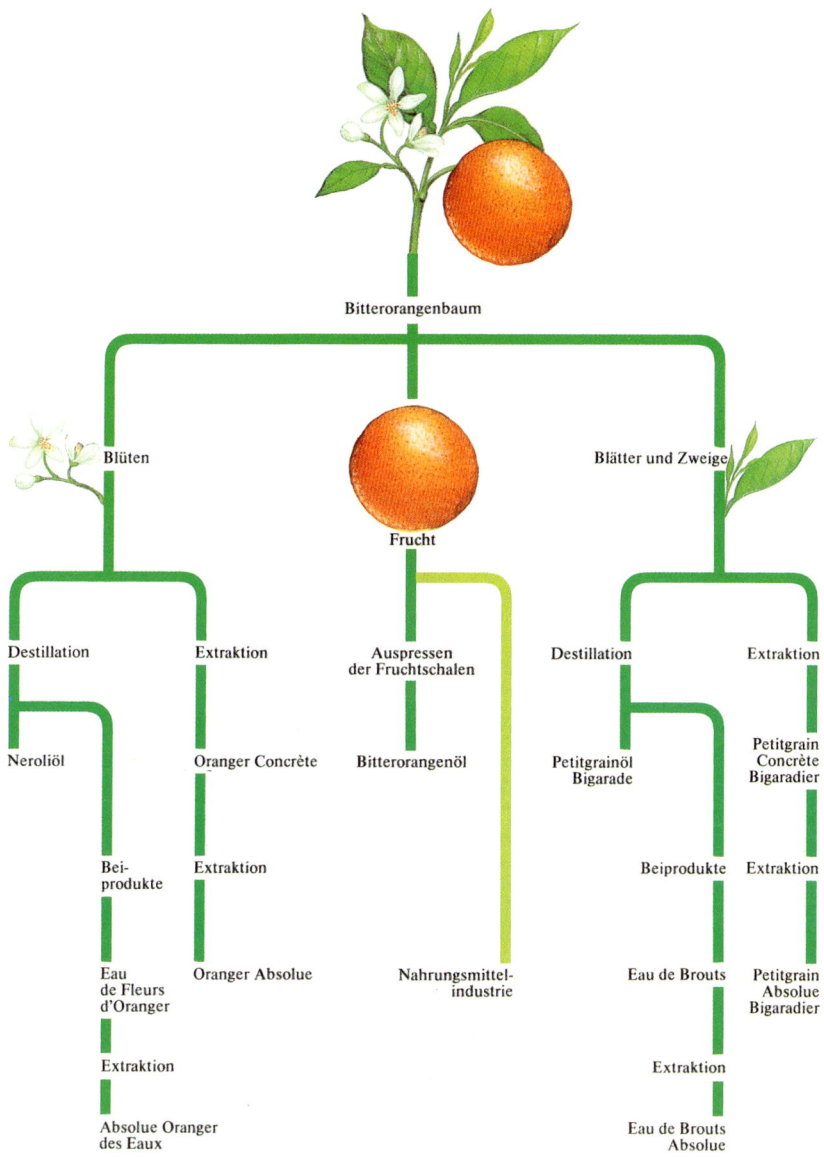

Bitterorangenbaum

Blüten

Frucht

Blätter und Zweige

| Destillation | Extraktion | Auspressen der Fruchtschalen | Destillation | Extraktion |

| Neroliöl | Oranger Concrète | Bitterorangenöl | Petitgrainöl Bigarade | Petitgrain Concrète Bigaradier |

| Bei- produkte | Extraktion | | Beiprodukte | Extraktion |

| Eau de Fleurs d'Oranger | Oranger Absolue | Nahrungsmittel- industrie | Eau de Brouts | Petitgrain Absolue Bigaradier |

| Extraktion | | | | Extraktion |

| Absolue Oranger des Eaux | | | Eau de Brouts Absolue |

Aus den Früchten, Blüten und Blättern des Bitterorangenbaums werden drei ätherische Öle gewonnen: Neroliöl, Bitterorangenöl und Petitgrainöl.

Fruchtschalen (z. B. Orange, Zitrone, Bergamotte), Wurzeln (z. B. Angelika, Iris, Vetiver), Holz (z. B. Sandel, Cedern), Kräuter und Gräser (z. B. Estragon, Salbei, Thymian, Citronell), Nadeln und Zweige (z. B. Fichte, Kiefer, Zypresse), Harze und Balsame (z. B. Galbanum, Myrrhe, Olibanum) und Rinden (z. B. Zimt). Manche Pflanzen sind gleich mehrfach Duftstoff-Produzenten – beispielsweise der Orangenbaum. Seine Blüten liefern Neroliöl, die Blätter und Zweige Petitgrainöl und seine Fruchtschalen das Orangenöl. Selbst Baummoose – wie z. B. das Eichenmoos – sind für interessante Duft-Nuancen gut. Die Tierwelt liefert nur wenig Duft-Rohstoffe, welche die Nasen der Parfümeure und – im Endprodukt freilich erst – auch ihrer Klientel entzücken:

– Ambra ist eine Ausscheidung des Pottwals, die im Meer schwimmt und in fußballgroßen Klumpen an die Strände gespült wird, gelegentlich aber auch einem verendeten Wal entnommen werden kann. Die Duftnote schwankt zwischen holzig, trocken, balsamisch, etwas tabakähnlich bis bouqethaft, mit erotisierendem Einschlag.

– Moschus ist das Brunftsekret des männlichen Moschustieres, das im Himalaja und in den Hochgebirgen Indiens, Burmas, Chinas und der Mongolei zu Hause ist – vornehmlich in Höhen über 2500 Meter. Der Duftrohstoff findet sich in einem walnußgroßen Beutel am Bauch des Tieres. Sein typisch erogener, trockener, fein-holziger, animalischer Duft ist so stark, daß sich früher die Fernost-Klipper, die Tee beförderten, weigerten, gleichzeitig auch Moschus mitzunehmen. Der Engländer Eugene Rimmel, einer der bekanntesten Parfümeure seiner Zeit, wußte 1864 zu berichten, in welche Nöte der starke Geruch die Jäger des Moschustieres brachte: *Moschus riecht so intensiv, daß der Jäger gezwungen wird, beim Entfernen des Beutels vom Tier Mund und Nase mit gefalteter Leinwand zu verstopfen, weil der stechende Geruch andernfalls zu einem manchmal tödlichen Blutsturz führen könnte.*

– Castoreum, auch »Bibergeil« genannt, ist das Duftsekret des Bibers (lat. castor fiber). Zur Gewinnung des warmen, animalischen, eigenwillig, in Verdünnung angenehm süß duftenden Stoffs – aus den zwischen den Hinterläufen liegenden Drüsenbeuteln – wird der Biber heute auf Farmen gezüchtet.

– Zibet, ein Markierungssekret, das von beiden Geschlechtern der vornehmlich in Äthiopien auf Farmen gehaltenen Zibetkatze gewonnen wird, hat einen sehr starken, leicht fäkalischen, animalischen Duft. In wohldosierter Konzentration fehlt es aber in keinem der großen Parfums.

Naturfreunde können unbesorgt sein. Niemand wird heute mehr ein Moschustier oder einen Pottwal um ihrer Duftstoffe willen jagen: Echtes Ambra und Moschus spielen in der heutigen Parfümerie so gut wie keine Rolle mehr, weil es für sie hervorragende synthetische Ersatzstoffe gibt.

Eine uralte Methode, den Wohlgeruch der Natur einzufangen, ist die Destillation. Dazu werden die wichtigen Pflanzenteile zerkleinert, um die Ölzellen zu öffnen, und dann praktisch ausgekocht. Daraus abgeleitet wurde später die Wasserdampfdestillation, die heute verbreitetste, weil einfachste und wirksamste Methode. Man unterscheidet zwischen direkter und indirekter Wasserdampfdestillation. Bei der direkten Wasserdampfdestillation wird die Destillationsblase mit dem pflanzlichen Material gefüllt. Die Einleitung des Wasserdampfes erfolgt am Blasenboden über einen Verteilerring. Die flüchtigen Bestandteile des Rohstoffes bilden mit dem Wasserdampf ein Dampfgemisch. Dieses Dampfgemisch trennt sich nach der Kondensation (Verflüssigung) im Kondensator in Wasser und ätherisches Öl. Die kontinuierliche Trennung des Öles vom Wasser erfolgt in einer »Florentiner Flasche«, wobei das Wasser, das ein Vielfaches der Menge des ätherischen Öles ausmacht, über einen sogenannten Schwanenhals abläuft.

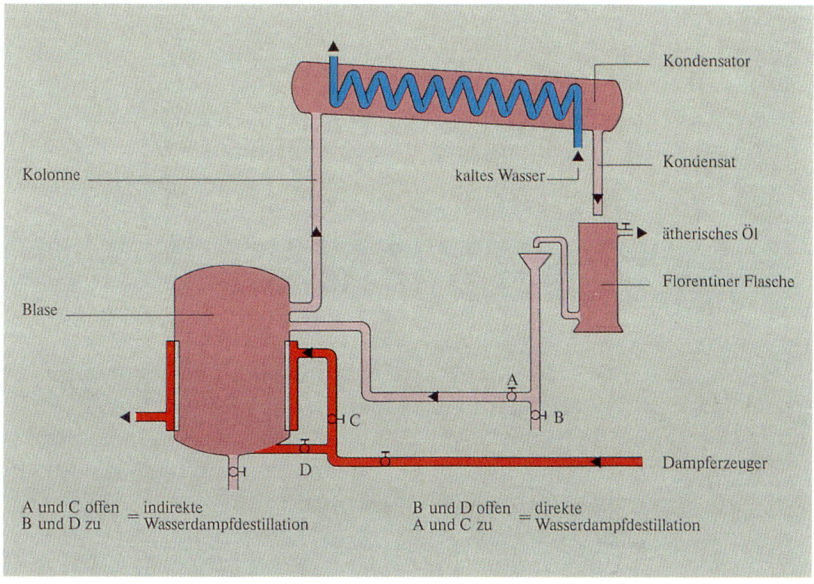

Schema einer Wasserdampfdestillation: Der Wasserdampf treibt die ätherischen Öle aus den Pflanzenteilen heraus.

Bei der indirekten Wasserdampfdestillation, genauer Wasserdestillation oder Kochung, wird das pflanzliche Material zusammen mit Wasser in die Destillationsblase gefüllt und das Wasser zum Sieden gebracht. Der Wasserdampf bildet dann, ähnlich wie bei der direkten Wasserdampfdestillation, mit den flüchtigen Anteilen des Pflanzenmaterials ein Dampfgemisch. Das nach der Kondensation über den Schwanenhals der Florentiner Flasche ablaufende Wasser wird in die Destillationsblase zurückgeführt (Kohobation). Das Verfahren der indirekten Wasserdampfdestillation findet nur noch vereinzelt Anwendung, da es im Vergleich zur direkten Wasserdampfdestillation, bei einer schlechteren Ölausbeute, eine längere Destillationszeit und mehr Energie benötigt.

So simpel dies alles auch klingen mag – einige der Destillationsmethoden gehören zu den High-Tech-Produktionsverfahren der Chemie. So etwa die Molekulardestillation, die bei Riechstoffen eingesetzt wird, die mit der konventionellen Methode überhaupt nicht zu destillieren sind oder aber bei hohen Temperaturen, nötig aufgrund ihres hohen Siedepunktes, wesentlich an Duft-Qualität verlieren.
Auch die Extraktion (wörtlich: Herausziehen) ist schon seit dem Altertum bekannt. So gewannen bereits Griechen und Römer vor 2000 Jahren den Wohlgeruch durch das Auslaugen von duftenden Pflanzen mit Wein, Ölen oder geschmolzenen Fetten. Seit dem 19. Jahrhundert verwendete man als ein neues Verfahren die »Enfleurage à froid«: Eine Glasscheibe, die in einen Holzrahmen gespannt ist, wird auf beiden Seiten mit gutem Schweineschmalz bestrichen, darauf werden die Blütenblätter ausgelegt. Innerhalb einiger Tage hat das Fett die von der Blüte freigesetzten Duftstoffe förmlich aufgesaugt. Die ausgelaugten Blütenblätter werden mehrfach durch frische ersetzt, so lange, bis das Fett völlig gesättigt ist. Aus diesem Fett-Duft-Gemisch, der Pomade, werden dann die Duftstoffe mit Alkohol herausgelöst. Übrig bleibt die »Essence absolue de pommade«. Für die kreative Arbeit des Parfümeurs waren die so gewonnenen Absolues jedoch sehr interessant. Diese Blütenöle unterscheiden sich in ihrem Duft gegenüber den durch Extraktion mit flüchtigen Lösungsmitteln produzierten Qualitäten ganz erheblich. Das liegt daran, daß während der Extraktion ein fermentativer Abbau in den Blüten stattfindet, der sowohl den Geruch verändert als auch die Ausbeute erhöht.

Heute ist das Schweineschmalz dem leiblichen Wohl vorbehalten. An seiner Stelle setzt man flüchtige Lösungsmittel ein, welche die Duftstoffe aus dem Pflanzengut extrahieren. Je nach Rohstoff werden flüssige Lösungsmittel –

Petrolether, Hexan, Toluol, Methanol, Ethanol – oder Gase wie Butan und Kohlendioxid verwendet, die sich unter Druck verflüssigen.

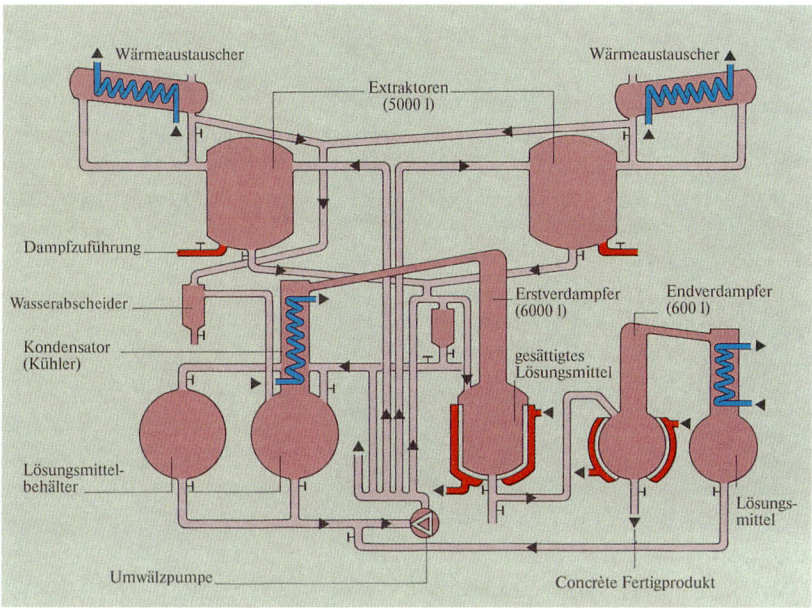

Anlage zur Extraktion mit Lösungsmitteln. Flüchtige Lösungsmittel extrahieren die Duftstoffe aus dem Pflanzengut.

Ein weit schonenderes Verfahren als die Wasserdampf-Destillation, das immer dann bevorzugt eingesetzt wird, wenn es sehr empfindliche Duftstoffe zu gewinnen gilt! Neben dem Duft, auf den es ankommt, werden dabei aber auch fett- oder wachsartige Substanzen herausgelöst, die man in einem weiteren Arbeitsschritt mit Hilfe von Alkohol abtrennt. Das – wachsfreie – Endergebnis nennt man »Absolue«. Jasmin mit seinem starken, fast narkotischen Duft, der ehedem schon Ägypter und Römer, Inder und Chinesen berauschte, ist das heute am häufigsten verwendete Blüten-Absolue.

Synthetische Duftstoffe:
Die Duftstoffe aus der Retorte

Welcher Aufwand, um uns zu den beliebten Wohlgerüchen zu verhelfen! Rund acht Millionen Einzelblüten müssen extrahiert werden, um daraus ein einziges Kilogramm »Jasmin Absolue« zu gewinnen. Wie groß dieser Aufwand ist, wird noch deutlicher, wenn man bedenkt, daß es ein Pflücker in Marokko, dem größten Jasmin-Anbaugebiet auf der Welt, gerade mal

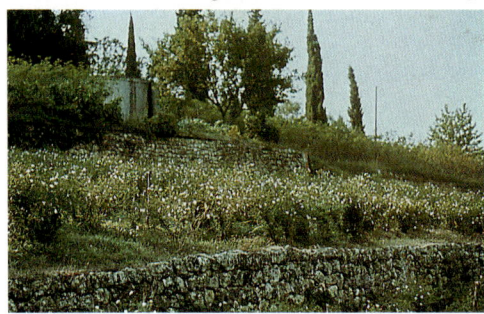

auf 10.000 bis 15.000 Blüten pro Tag bringt. Dazu kommt, daß der Jasminstrauch sowohl auf Bodenfrost als auch auf eine längere Trockenheit äußerst empfindlich reagiert und dann das Blühen einfach verweigert. Müßte das nicht eine reizvolle und herausfordernde Aufgabe für die Riechstoff-Forscher sein, einen solchen natürlichen Duftstoff »nachzubauen«? Die Antwort auf diese Frage lautet: Ja, aber man muß sich realistische Ziele setzen. Doch was sind realistische Ziele? Knapp formuliert bedeutet das soviel wie: Man entwickelt preisgünstige Imitationen, die dem natürlichen Vorbild im Geruch sehr nahe kommen, und versucht nicht, ein so komplexes Naturprodukt wie das »Jasmin Absolue« bis in die letzten Feinheiten seiner Zusammensetzung aufzuschlüsseln und nachzubauen. Das wäre bei dieser von der Natur mit äußerster Raffinesse aus Hunderten von Bestandteilen gebildeten Komposition – wenn überhaupt – nur mit unvertretbar hohem Forschungs- und Entwicklungsaufwand möglich!

So ist bereits eine stattliche Liste von Inhaltsstoffen zusammengekommen, die sich allerdings erst mit den heutigen modernen, superempfindlichen Analysemethoden aufspüren lassen. Hier nur einige der wichtigsten: Benzylalkohol, Kresol, Linalool, Benzylacetat, Eugenol, Indol, Jasmin-delta-lacton, cis-3-Hexenylbenzoat, n-Acetylanthranilmethylester, cis- und trans-Methyljasmonat, Benzylbenzoat, Isophytol, Geranyllinalool, Phytol, Phytylacetat. Angesichts der genialen Mischung aller dieser und vieler anderer, teilweise noch unbekannter Duftbausteine zu einem der wohl betörendsten Düfte, zieht selbst der Fachmann bewundernd den Hut vor Mutter Natur.

Diese und viele andere, zum Teil nur in winzigen Spuren im »Jasmin Absolue« enthaltenen Komponenten werden heute preiswert als Synthese-Substanzen hergestellt. Daraus komponieren die Parfümeure hochwertige Imitationen, sogenannte Substitute, die uns aus vielen Körperpflegeprodukten – Seife, Haarshampoos usw. – angenehm in die Nase steigen. Indes: Bis zum heutigen Tag gibt es noch kein Substitut, das dem Naturprodukt exakt gleicht.

Einer der vielen hundert Duft-Bausteine des Jasmins, das Vanillin, hat unseren heutigen Duft-Boom ausgelöst. Seine Synthese wurde sozusagen zur »Unabhängigkeitserklärung« der Parfümeure von den natürlichen Duftstoffen. Nach langwierigen und aufwendigen Versuchen gclang es 1874 dem Berliner Chemieprofessor Ferdinand Tiemann zusammen mit dem jungen Holzmindener Chemiker Dr. Wilhelm Haarmann, aus dem Saft des Bildungsgewebes (Kambium) von Nadelhölzern ein Glukosid, d. h. eine Traubenzucker-Verbindung, zu iso-

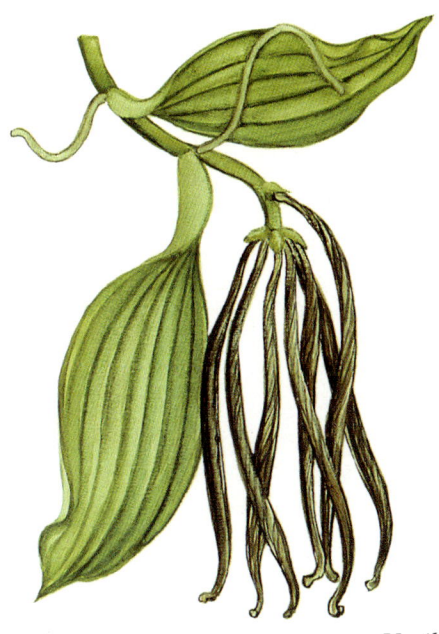

Vanille

lieren, das sie Coniferin nannten. In einem weiteren Schritt erhielten sie daraus durch einen chemischen Prozeß eine kristalline Substanz, die identisch ist mit dem Vanillin, dem Hauptinhaltsstoff der echten Vanille. Dieses in der Vanilla planifolia, einer exotischen Orchideen-Art, enthaltene Vanillin schätzte schon Azteken-Kaiser Montezuma als Zusatz in seinem Kakao-Getränk. Tlilxochitl nannte er es, schwarze Schote. Die spanischen Eroberer des Azteken-Reiches nahmen es zu Beginn des 16. Jahrhunderts als vainilla (von span. vaina = die Schote) mit nach Europa. Dort wurde es aufgrund seines Wohlgeruchs und angenehmen Geschmacks zu einem beliebten Würzmittel – vor allem für Schokolade. Denn: Es nimmt dem Kakao den bitteren Geschmack.

Wilhelm Haarmann gründete noch im gleichen Jahr in seiner Heimatstadt Holzminden eine Fabrik, um das synthetische Vanillin herzustellen. Damit begründete er einen völlig neuen Industriezweig. Billig war das künstliche Vanillin zunächst aber nicht gerade. Erst als Professor Tiemann einige Jahre später entdeckte, daß sich das Vanillin auch aus dem weitaus preiswerteren Eugenol, einem Bestandteil des Nelkenöls, gewinnen läßt, schossen Wilhelm Haarmanns Umsätze schnell in stattliche Höhen.

Erst die heutigen supersensiblen Analyseverfahren brachten es an den Tag, daß Vanillin auch als Bestandteil anderer natürlicher Duftstoffe auftritt, so etwa im »Jasmin Absolue«. Und man stieß auf ein weiteres Phänomen: Vanillin hält die leichtflüchtigen Komponenten eines Duftstoffes fest. Folgerichtig setzt man es als »Festiger« – Fachsprache: Fixateur – ein. Große Mengen des Stoffes, der Geschmacks- und Geruchssinn gleichermaßen beglückt, werden in der dekorativen Kosmetik gebraucht – speziell zur Parfümierung von Lippenstiften. Sein angenehmer, irgendwie »eßbarer« Duft, hat das Vanillin zu einem der besonders häufig verwendeten naturidentischen Riech- und Aromastoffe werden lassen.

Vanillin ist nicht die einzige Substanz, die uns angenehm in die Nase steigt und zugleich auch den Gaumen kitzelt. Dieser Doppelnutzen vieler Substanzen hat Wilhelm Haarmann zweigleisig fahren lassen: Er stellte in seiner Fabrik gleichermaßen Riech- wie Aromastoffe her. Und machte sich daran, immer mehr teure Naturstoffe durch preiswertere synthetische Ebenbilder zu ersetzen. Ein weiterer Meilenstein war beispielsweise die Erfindung der Jonone, der Veilchen-Riechstoffe. 1893 meldete Haarmann das erste »Veilchen-Patent« an, dem in den nächsten zehn Jahren 30 weitere Patente folgten. Erst mit den Jononen, die veilchenhafter duften als die Veilchen selbst, gelang es ihm, die Vorurteile der Parfümeure gegen den Duft aus der Retorte auszuräumen. Dies verdeutlicht, daß im Laufe der Zeit den synthetischen Riechstoffen immer größere Bedeutung zukommen mußte. Die Synthese der Riechstoffe hat sich allerdings nicht darauf beschränkt, natürliche Duftstoffe nachzubauen; es wurden auch Verbindungen hergestellt, die nicht in der Natur vorkommen. Darüber hinaus ermöglichten einzelne synthetische Riechstoffe parfümistische Effekte, die mit natürlichen Duftstoffen nicht zu erreichen waren.

Und so ging es Schlag auf Schlag: Anfang dieses Jahrhunderts gelang es den Forschern, den Aldehyden, chemischen Verbindungen, die aus der Dehydrierung (= Entzug von Wasserstoff) von Alkohol entstehen, die unterschiedlichsten Duftnoten abzugewinnen. Der Benzaldehyd mit seinem typischen Mandelgeruch wird – als »künstliches Bittermandelöl« – vornehmlich in preiswerten Seifen eingesetzt, ebenso der nach Zimt duftende Zimtaldehyd. Alpha-Amylzimtaldehyd entwickelt einen prachtvollen Jasmin-Duft – dabei kommt er im natürlichen Jasminöl nicht einmal vor. Hydrozimtaldehyd schließlich betört uns mit dem schwer-blumigen Geruch von Hyazinthen. Eine andere Gruppe, die Fettaldehyde, lassen in den wilden zwanziger Jahren ein Parfum zur weltweiten Duft-Sensation werden: Sie geben dem legendären Parfum »No 5« der ebenso legendären Pariser Modeschöpferin Coco Chanel einen zuvor noch völlig unbekannten spritzigen lang anhaltenden Duft.

Stand der Forschung:
Auch Riechstoff-Forscher haben ihre Probleme

Es sind nicht nur die überaus mühevollen Verfahren, mit denen manche natürliche Rohstoffe gewonnen werden müssen, und die sich daraus ergebenden astronomischen Preise, welche die Forscher auch weiterhin nach Möglichkeiten der Synthese suchen lassen, es sind auch die vielen Unwägbarkeiten, die mit natürlichen Rohstoffen jeder Art verbunden sind – wie beispielsweise witterungsbedingte Qualitätsschwankungen oder sogar Mißernten. Dazu kommt, daß einerseits der Bedarf an schönen Düften immer noch steigt, andererseits aber die Anbauflächen immer knapper werden. Zumal es in den Ländern der dritten Welt, den jetzigen Hauptlieferanten der natürlichen Duft-Rohstoffe, ohnedies weitaus dringlicher ist, statt dessen Nutzpflanzen fürs tägliche Brot anzubauen. Man schätzt, daß die natürlichen Rohstoffe heute nur noch ein Drittel des weltweiten Bedarfs an Riechstoffen decken können.

Indes: So grenzenlos Düfte sich auch verströmen mögen, manche von ihnen setzen den Wissenschaftlern bislang noch unüberwindbare Grenzen. Dr. Horst Surburg, verantwortlich für die Erforschung von ätherischen Ölen, nennt zwei der wesentlichsten Schwierigkeiten, mit denen die Forscher zu kämpfen haben: *Zum einen sind bestimmte geruchsgebende Inhaltsstoffe wegen ihres relativ komplizierten Molekularaufbaus nicht zu einem vernünftigen Preis synthetisch herzustellen, so daß die Natur in diesen*

Fällen immer noch das billigere Produkt liefert. Zum anderen sind ätherische Öle oder Blüten-Absolues höchst kompliziert zusammengesetzte Vielstoffgemische, deren typischer Geruch sich erst durch die Kombination einer Vielzahl von Verbindungen ergibt. Ausschlaggebend sind dabei nicht ausschließlich, oft auch gar nicht, die Hauptinhaltsstoffe, sondern viele kleinere und kleinste Komponenten, die man überhaupt erst einmal erkennen muß.

Bis vor etwa 20 Jahren fehlte es noch an dem technischen Handwerkszeug, um solche Kleinstkomponenten zu erfassen. Erst die seitdem entwickelten modernen Analyseverfahren ermöglichen es, in die zuvor verschlossenen Duft-Dimensionen vorzudringen und die kunstvollen Kompositionen der Natur aufzuschlüsseln. Mit Hilfe eines hochempfindlichen Gaschromatographen, gekoppelt mit einem Massenspektrometer, läßt sich das Duftstoff-Gemisch einer Blüte in seine einzelnen Duft-Bausteine zerlegen und analysieren – bis weit in einen Spurenbereich hinein, der sich dem Vorstellungsvermögen entzieht. Die hochkarätigen Geräte benötigen dazu nur geringste Mengen der aufzuspürenden Substanz: Ist sie bereits bekannt, reicht bereits ein hundertmillionstel Gramm aus, um sie zu identifizieren. Um eine noch unbekannte Substanz in ihrer Struktur aufzuklären, benötigt man allerdings »wesentlich mehr«: etwa ein hunderttausendstel Gramm.

Um derart winzige Mengen aber geht es im Reich der Düfte. So wurde von den Riechstoff-Forschern beispielsweise in verschiedenen ätherischen Ölen eine Verbindung namens 2-Methoxy-3-isobutylpyrazin nachgewiesen, deren charakteristischer Geruch nach grünem Paprika sich selbst dann noch in unserer Nase bemerkbar macht, wenn von ihr weniger als ein Tropfen ins Wasser eines größeren Freibades gelangt. Ein Phänomen, das bereits ganze Forscher-Generationen zu ergründen versucht haben, das aber bis heute noch nicht bis ins letzte aufgeklärt ist. Die bislang wahrscheinlichste (stark vereinfacht dargestellte) Theorie für unser überaus feines Näschen: Beiderseits im Bereich unserer oberen Nasenmuschel konzentrieren sich auf zwei 3 bis 4 Quadratzentimeter großen Bezirken rund zehn Millionen Riechzellen, die mit einem dünnen Schleimfilm überzogen sind. Von jeder dieser Nervenzellen ragt ein mit zahlreichen wimpernartigen Härchen besetztes Spießchen in die Schleimhaut. Winzige Stellen auf der Oberfläche dieser Wimpern, die sogenannten Rezeptoren, sind in ihrem chemischen Aufbau so beschaffen, daß die Moleküle bestimmter Duftstoffe exakt in sie hineinpassen – wie ein Elektrostecker in die Steckdose. Sobald nun ein Duft-Molekül – etwa aus dem Geruchs-

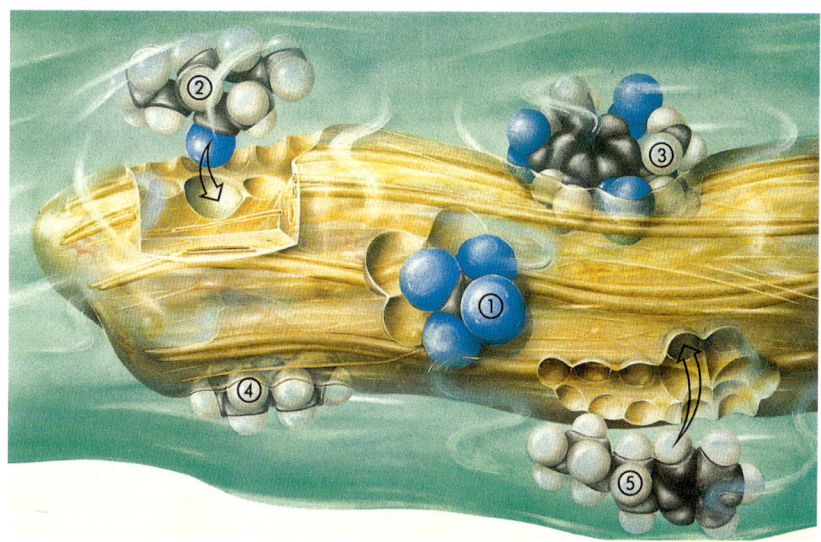

Endspieß eines Riechhärchens. Die Duftstoffmoleküle repräsentieren bestimmte Basisgerüche: (1) Kampfer, (2) Pfefferminz, (3) Moschus, (4) ätherisch, (5) blumig.

komplex einer Blume – an den passenden Rezeptor gerät, schickt die diesen Rezeptor tragende Nervenzelle einen elektrischen Impuls in Richtung Gehirn aus, der dort eine Geruchsempfindung hervorruft, damit verbunden aber auch bestimmte Gefühle auslöst. Bei einem schlechten Geruch etwa Unbehagen oder tiefe Abscheu, bei einem angenehmem Duft Wohlbehagen, ja, sogar Glücksgefühle. *Der Veilchen Duft, versteckt im Rasenkleid, erfüllt Gemüt und leere Seele mir mit der Erinnerung an jene Zeit, wo froh und frei von Schuld ich war,* schilderte z. B. der englische Poet Tennyson seine Glücksempfindungen, als seine Riechzellen die Moleküle des alpha-Iron $C_{14}H_{22}O$ aufnahmen, des typischen Veilchen-Duftstoffes.

Damit die Kettenreaktion Blume-Luft-Nase-Nerven-Gehirn überhaupt in Gang kommt, müssen die Riechstoffe eine Reihe bestimmter physikalischer Eigenschaften aufweisen. Nur zwei davon: Sie müssen zumindest in geringem Maße wasserlöslich sein, damit sie auf ihrem Weg zu den Riechzellen hoch oben in der Nase nicht von der Wasserschicht der Nasenschleimhaut zurückgehalten werden. Überdies müssen sie lipoid, das bedeutet fettähnlich, sein, um die Fettschicht der Nervenzellen durchdringen und den Reiz im Gehirn auslösen zu können.
Diese Erkenntnisse der Physiologen helfen auch den Riechstoff-For-

schern erheblich weiter. Denn: Wenn sie wissen, welche Bedingungen ein Duft-Molekül erfüllen muß, um bei unseren Riechzellen anzukommen, dann können sie es entsprechend auswählen, möglicherweise sogar nach Bedarf maßschneidern. Ihr Interesse richtet sich daher auch auf die Rezeptoren. Nach heutigem Wissensstand hat der Mensch einige Dutzend unterschiedlicher Rezeptoren in seiner oberen Nasenpartie. Jeder von ihnen spricht auf eine bestimmte Form eines Moleküls, aber auch auf die Verteilung der elektrischen Ladung im Molekül-Inneren am besten an. Passen Duft-Molekül und Rezeptor perfekt zueinander, dann wird im Moment des »Einsteckens« ein ganz bestimmter, charakteristischer Duft-Eindruck ausgelöst – wir nehmen einen Primär- oder Grundgeruch wahr. So vermitteln alle Substanzen, die zu einem Rezeptor in Form einer kreisrunden Mulde von bestimmtem Durchmesser passen, unserer Nase das gleiche Erlebnis: Es riecht eindeutig nach Kampfer. Andere Primär- oder Grundgerüche, die jeweils einem Rezeptor-Typ entsprechend, sind: minzig (Pfefferminz), ätherisch (Nagellackentferner), blumig (Rose), naphthalinartig (Mottenkugeln), oder anisig (Anisplätzchen). Nur selten widerfährt unserem Riechorgan ein so unverfälschtes Geruchserlebnis, daß wir den Duft eindeutig bestimmen können. Meistens gelingt uns nur eine vage Umschreibung dessen, was uns gelegentlich die Nase höher in den Wind halten läßt, was uns manchmal aber auch regelrecht stinkt. Es gibt nur wenige Duft-Moleküle, die ausschließlich auf einen Rezeptor passen, die meisten reagieren gleich mit mehreren Rezeptoren. Das bedeutet: Wir haben also zumeist aus Primärgerüchen kombinierte Mischgerüche in der Nase.

Die Prinzipien unseres »olfaktorischen Wahrnehmungsvermögens«, wie die Physiologen den Geruchssinn nennen, haben die Spürnasen der Wissenschaft weitgehend aufklären können. Noch aber mangelt es an Detailkenntnissen über den Aufbau der Rezeptoren. Wenn jedoch die genaue Geometrie der Rezeptoren bekannt ist, müßte es leicht sein, maßgeschneiderte Moleküle mit hervorragenden Geruchseigenschaften zu synthetisieren. Bei der Vielzahl an Riechstoffen und bei der Kompliziertheit des Problems dürfte es jedoch beim gegenwärtigen Stand der Wissenschaft noch schwerfallen, die strukturellen und geruchlichen Eigenschaften aller bekannten Substanzen in ein einheitliches, einfaches Schema hineinzuzwängen.

Wie Parfum gemacht wird

Der Parfümeur:
Beruf oder Berufung?

Ein Mann mit einem halbwegs ausgeprägten sexuellen Temperament betritt nicht ungestraft ein Parfümlaboratorium. Die Düfte, die er dort einatmet, sind so erotisierend, daß er praktisch unzurechnungsfähig wird. Das jedenfalls berichtet einer, der es wissen muß, der französische Parfümeur Pierre Blaizot, und bittet um Verständnis: *Bedauern wir also die armen Parfümeure, deren Beruf sie zwingt, in einer Atmosphäre zu leben, die so gefährlich für ihre Gesundheit und ihre Tugend ist. Die Zunft hat nicht den besten Ruf. Lassen wir jedoch Milde walten angesichts gewisser Verirrungen, die, alles in allem, lediglich Betriebsunfälle sind.* (Aus »Parfums et Parfumeurs«, Editions du Layet.)

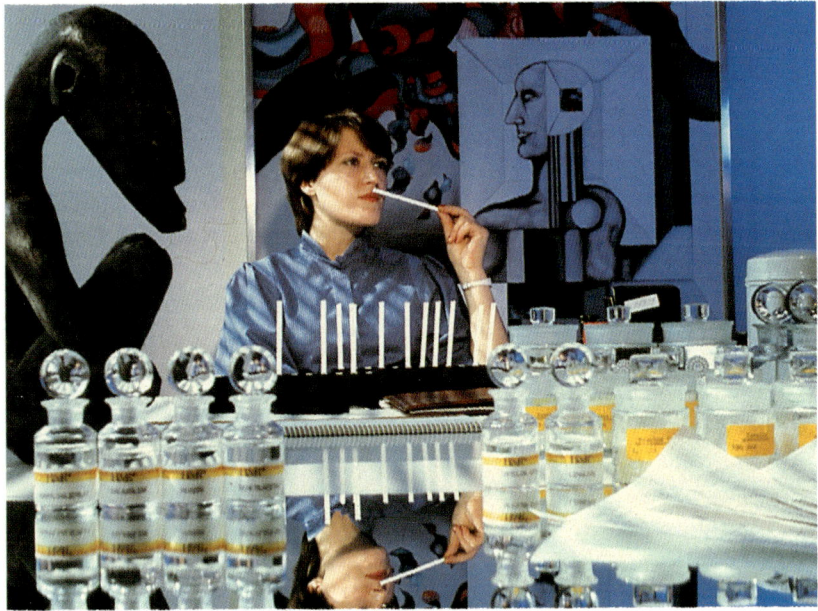

Erfolgreiche Parfümeurinnen und Parfümeure zeichnen sich durch ein gutes Geruchsgedächtnis, ausgeprägte Kreativität, umfassende Stoffkenntnis und nicht zuletzt durch langjährige Erfahrung aus.

In der Regel allerdings beschreiben Parfümeure sich nicht als triebhaft, sondern als Angehörige einer sehr speziellen Zunft, in der Fachwissen, Routine und handwerklicher Fleiß ebenso wichtig sind wie Intuition und Kreativität. Parfümeur darf sich zwar nennen, wer will; es ist keine geschützte Berufsbezeichnung. Parfümeur ist jedoch nur, wer aus den Hunderten von vorhandenen Duft- und Riechstoffen eigene Kreationen komponieren kann.

»Le nez«, die Nase, wird der Parfümeur in Frankreich leger genannt, was den Eindruck erweckt, es handele sich um eine Art Nasentier, ein überdimensionales Riechorgan auf zwei Beinen, das sich schnüffelnd durch die Welt bewegt. Verstärkt wird dieser Eindruck durch die Fotos, auf denen die Männer (und wenigen Frauen) meist abgebildet sind, wie sie versonnen am »Riechstreifen« schnuppern. Das sind Streifen saugfähigen Papiers, die, in einen Duftstoff getaucht, erkennen lassen, wie eine Komposition riecht, sich in der Zeit verhält, verwandelt und haftet. Darüber hinaus ist das tägliche Geruchstraining für den Parfümeur unerläßlich. Daß ein Parfümeur riechen können muß, ist selbstverständlich, aber das kann jeder gesunde Mensch. Keineswegs fällt er schon in jungen Jahren dadurch auf, daß er, statt mit der Eisenbahn zu spielen, Mutters Parfums durcheinandermischt.

Der spätere Parfümeur kann von Haus aus Chemiker sein, Laborant, Drogist, Pharmazeut – oder nichts davon. Er kann eine kaufmännische Ausbildung haben, Abitur oder Hauptschulabschluß. Intellektuelle Vorbildung und fachliche Ausbildung sind erwünscht, aber nicht Voraussetzung. Viel wichtiger sind eine musische Begabung und eine ausgeprägte sinnliche Erlebnisfähigkeit. Der künftige Parfümeur muß nicht etwa selber musizieren, dichten oder malen können, er muß aber offene und stets neugierige Sinne für Schönheit, Harmonie, Klänge, Bilder, die Natur und vor allem für Menschen haben. Die eingangs beschriebene erotische Anfälligkeit des Parfümeurs ist nicht nur satirisch gemeint: Erst Sinnenfreude, Empfänglichkeit für sensorische, also auch sexuelle Reize befähigen ihn, etwas so Lustbetontes wie einen Duft zu schöpfen.

Wer sich für den Beruf interessiert, hat ihn meist im direkten Umfeld kennengelernt: in der eigenen Familie, als Angestellter in einer Parfümerie, einer Kosmetik- oder Riechstoff-Firma. Die Grundausbildung dauert in der Regel drei Jahre. In dieser Zeit der intensiven Schulung lernt der »Trainee« die natürlichen wie auch die synthetischen Riechstoffe kennen und zu unterscheiden, macht sich vertraut mit ihrer chemischen Beschaffenheit und ihren Geruchsqualitäten. Er lernt die Kompositionstechniken kennen, nicht nur für die sogenannte Feinparfümerie, sondern auch für das weite Feld der Gebrauchsparfümerie, angefangen von Kosmetika, Haar- und Körperpflegemitteln bis hin zu Haushaltsreinigern und einer Unzahl chemisch-technischer Produkte.

Die Gesamtausbildung dauert fünf bis sechs Jahre. Selbstverständlich nimmt die Schulung des Geruchssinnes und des Geruchsgedächtnisses einen breiten Raum ein; auch der fertige, erfahrene Parfümeur trainiert täglich. In der Regel präparieren zwei Kollegen verschiedene Riechstreifen wechselweise einer für den anderen, deren Düfte zu bestimmen sind. Während der Laie allenfalls wenige Dutzend der bekanntesten Gerüche unterscheiden kann, hat der Parfümeur die meisten der rund 2000 Duftbausteine, mit denen er arbeitet, im Kopf, von den einheitlichen Riechstoffen über die ätherischen Öle bis zu den fertigen Basen und Komplexen. Als Orientierungshilfe bauen sich viele Parfümeure Eselsbrücken, sie assoziieren Bilder zu den Düften, beispielsweise: Iris = Puder, Patchouli = orientalischer Markt, Geranium = Ägypten, Jasmin = Erotik. Das Geruchsgedächtnis, die Vorstellung ganzer Duftkomplexe, die Fähigkeit, sie im Kopf abzurufen und im Geiste neu zusammenzustellen, macht die eigentliche Begabung des Parfümeurs aus. Die Nase ist nur sein bestes Kontrollorgan. Nicht von ungefähr drückt der Name eines Parfums sein »Programm« meist in Bildern von Zuständen, Vorstellungen und Situationen aus, die strenggenommen als Geruch nicht zu beschreiben sind. »Quelques Fleurs« – darunter kann sich jeder Blumenfreund etwas vorstellen. Aber wie ist es mit »Soir de Paris«? Wie duftet ein Abend in Paris, wie »White Shoulders«, »Turbulences«, »Risqué«, »Laughter« oder gar »Grain de Sable«? Wie riechen Risiko, Lachen oder das Sandkorn? Sie haben keinen eigenen Duft, aber sie erwecken Assoziationen, die sich durchaus in Duftbilder umsetzen lassen.
Ein Duftbild aber ist nie etwas Einfaches, Eindeutiges. Auch die Rose im Garten riecht nicht einfach nur nach sich selbst; in das Dufterlebnis mischt sich je nach Tages- und Jahreszeit der Duft von betautem Gras, Erde, aber auch gemähtem, trockenem Rasen, dem Kräuterbeet und den anderen Pflanzen in der Umgebung. Mit Worten nicht mehr zu beschreiben sind die Visionen eines Parfums wie etwa »Bois de Boulogne«.

Die einzusetzenden Ingredienzen richten sich nach dem angestrebten Dufttyp des Parfums – danach, ob es etwa frühlingsfrisch-übermütig oder orientalisch-geheimnisvoll duften soll.

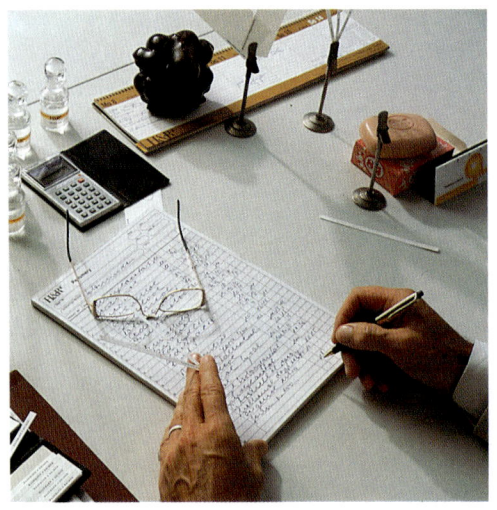

Solche Eindrücke kann der Parfümeur in groben Zügen als Rezept vorformulieren, und es liest sich tatsächlich wie ein raffiniert zusammengestelltes Kochrezept mit »man nehme« und den entsprechenden Mengenangaben. Die Feinarbeit ist mühseliges Handwerk, nämlich das Dosieren, Mischen, Ausprobieren, Verwerfen, Ruhenlassen, neu Bedenken. Und immer wieder riechen. Hundert, zweihundert und noch viel mehr Duftbausteine gehen in eine solche Komposition ein.

Die »Bausteine« hat der Parfümeur natürlich nicht nur im Kopf, sondern auch leibhaftig vor sich. »Duftorgel« heißt bis heute das Arsenal der Riechstoffe, mit denen der Parfümeur zu tun hat. Früher, etwa bis zur Jahrhundertwende, waren die Duftstoffe tatsächlich rund um den Arbeitsplatz des Parfümeurs aufgereiht, stufenförmig wie die Manuale und Register auf dem Spieltisch einer Kirchenorgel. Da standen in erreichbarer Nähe die Blütenöle und Absolues, die Kräuteressenzen, Harze, Balsame und Drogenextrakte

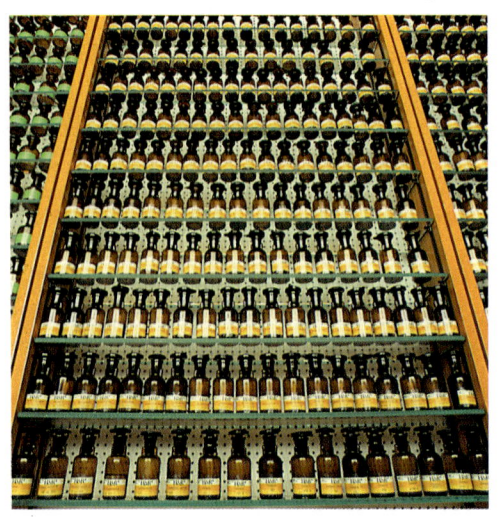

in Flaschen, Krügen und Dosen. Heute sieht die Duftorgel eher aus wie eine modern eingerichtete Apotheke mit über tausend nüchtern beschrifteten Fläschchen in endlosen Regalreihen. Einige Fläschchen mit besonders empfindlichen Stoffen werden zum Teil auch in Kühlfächern verwahrt. Die Aufschriften lauten nicht nur »Rose«, »Maiglöckchen« oder »Moschus«, sondern auch Phenylethyldimethylcarbinol, Dimethylbenzylcarbinylbutyrat oder Cyclopentadecanolid. Der Parfümeur sitzt auch nicht in dieser »Apotheke«, sondern in einem separaten, vollklimatisierten Arbeitszimmer. Die Duftstoffe, mit denen er hier arbeitet, werden nach seinen Angaben an der Riechorgel gemischt.

Wie kompliziert ein Parfum aufgebaut ist, erzählt der Parfümeur Horst Maria Faber in seinem Büchlein »Zärtliches Brevier der Düfte«. Als Beispiel wählt er einen Chypre-Duft:

Mein Entwurf beginnt mit den Ölen der Bergamotte, der Orange und etwas Mandarine, statt dessen könnte man auch ein fertig komponiertes Kölnisch-Wasser-Öl nehmen. Kopfgeruch oder Odeur de tête nennen das die Parfümeure. Was nun folgt, ist eine gemischte Blumennote, die vor allem durch eine Serie von Jasmindüften verkörpert wird. Man nimmt etwas Rose und einige künstliche Rosenriechstoffe und – passen Sie bitte auf: die frische und etwas heftige Tonart der Agrumenöle des Anfangsgeruchs würde mit den folgenden Blütendüften eine grelle Dissonanz geben, wenn ich nicht einen kleinen Übergang geschaffen hätte aus Lavendel- und etwas Korianderöl und brasilianischem Rosenholzöl. Und ein ähnlicher Übergang ist wieder nötig, um die Blumennote zu dem eigentlichen Fond des Parfums hinüberzuleiten, der der Kern des Parfums ist. Da treffen Sie eine ganze Anzahl alter Bekannter: Sandelholzöl ostindisch, Vetiveröl und das etwas mottig riechende Patchouliöl, das, wenn es sehr vieux ist, einen angenehmen Geruch annimmt. Dazu kommen einige Irisriechstoffe, teils natürlicher Herkunft, teils wie die Jonone und Iraldeine aus der Synthese gewonnen. Dies alles zusammen gibt eine bewährte Grundlage. Wenn man dann nur noch einige sogenannte Fixiermittel, die den Duft festhalten sollen, zugegeben hat, so erhält man bei richtiger Dosierung der Einzelbestandteile ein ganz erfreuliches Sprungbrett für ein gutes Parfum. Die erhebliche Menge Eichenmoos-Auszug und künstlicher Moschus und vor allem etwas Cumarin, Heliotropin und Vanillin und Harze und Balsame repräsentieren dann den Schlußgeruch und haften noch viele Monate auf einem Kleid oder in der Wäsche, wenn die Ouvertüre aus Kölnisch Wasser und Blütendüften schon längst vergessen ist . . .

Soweit die Skizze eines klassischen Parfums, das einer ganzen Duftfamilie seinen Namen gegeben hat: den Chypre-Noten. Praktisch jede Frau ist ihnen schon einmal begegnet, ob sie nun »Ma Griffe«, »Femme«, »Miss Dior« oder »Cabochard« benutzt.

Die Kompositionen:
Kopfbetont oder mit Herz?

Parfums sind keine zufällig entstehenden Mischungen aus wohlriechenden Substanzen, sondern sie werden nach rationalen Prinzipien aufgebaut, die auf bestimmte Ziele ausgerichtet sind. Diese Ziele sind oft in einem Marketingkonzept vorgegeben. So können z. B. bestimmte Zielgruppen, Persönlichkeitsprofile oder konkrete parfümistische Zielvorstellungen Richtschnur für die Arbeit des Parfümeurs sein. Der erste Schritt zur Verwirklichung der parfümistischen Form ist der Entwurf des passenden Konzeptes, während die kreative Ausgestaltung zu einer ästhetisch ansprechenden Form gedanklich dem ersten Schritt angepaßt wird. Der oft sehr komplexe Aufbau von Parfums läßt sich anhand des Geruchsablaufs grob vereinfacht folgendermaßen darstellen:

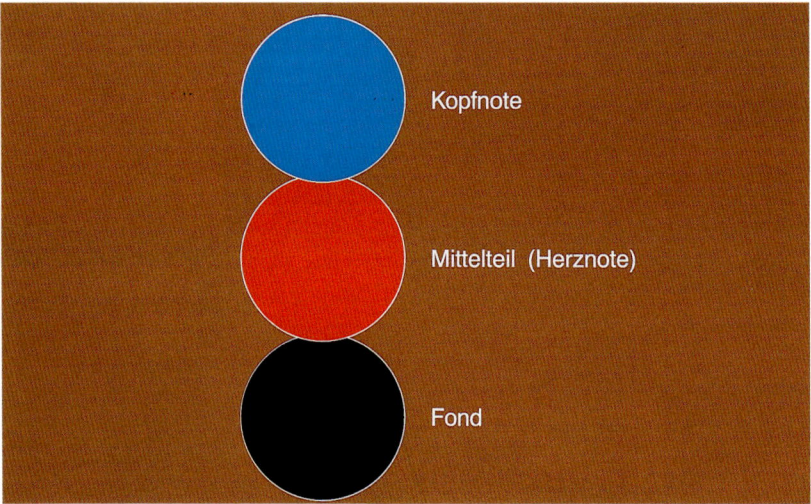

Vereinfachte Darstellung des komplexen Aufbaus von Parfums mit Kopfnote, Herznote und Fond.

Die Kopfnote ist der erste Eindruck, den ein Parfum hinterläßt und der durch leichtflüchtige Substanzen hervorgerufen wird. Der Duft des Mittelteils folgt nach wenigen Minuten und geht später in den oft über viele Stunden anhaltenden Fond über, der aus den schwerflüchtigen Riechstoffen gebildet wird. Zwischen den einzelnen Teilen der Parfumkomposition bestehen fließende Übergänge und Wechselwirkungen. Dieses Modell der Dreiteilung des Duftablaufs soll zur Erläuterung des Begriffs »Parfümistisches Grundkonzept« dienen.

Es ist leicht einsichtig, daß die verschiedenen Bestandteile eines Parfums qualitativ und quantitativ unterschiedlich gestaltet und gewichtet sein können. So könnten Parfums z. B. folgendermaßen aussehen:

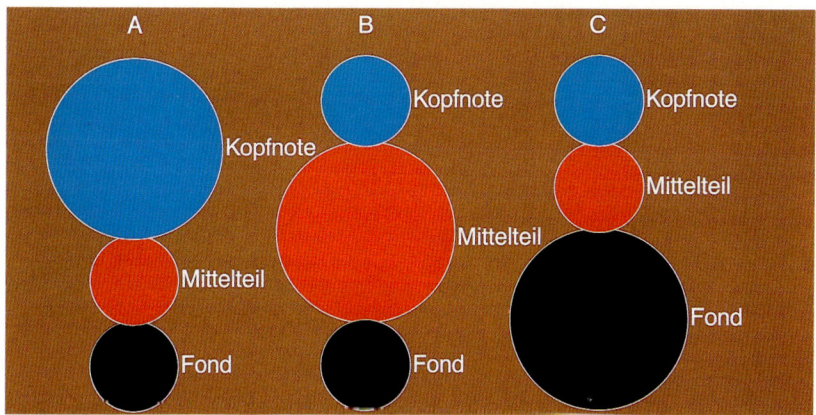

Die verschiedenen Bestandteile eines Parfums können qualitativ und quantitativ unterschiedlich gestaltet und gewichtet sein.

Das Konzept A wird eindeutig von der Kopfnote geprägt, während Mittelteil und Fond untergeordnete Bedeutung haben. Die Kopfnote wird von leichtflüchtigen, häufig sehr frischen Komponenten gebildet. Typische Beispiele für diese Art der Konzeptionierung sind klassische Eau de Cologne- und Lavendelnoten. Parfums, die auf diesem Konzept basieren, spielen in der Genealogie der Damennoten, welche Sie – ebenso wie die Genealogie der Herrennoten – am Schluß des Buches finden, heute keine Rolle mehr, sind aber bei den Herren-Noten von Bedeutung. Wichtig für die femininen Parfums sind die Konzepte B und C.

Beim Konzept B handelt es sich augenfällig um Parfums, deren Charakter vom Mittelteil bestimmt wird. Im Mittelteil spielen bei den Damennoten blumige Elemente die Hauptrolle (deshalb wird auch häufig der Begriff Bouquet verwendet). Diese bouquetgeprägten Parfums finden sich unter dem Oberbegriff „blumig" in der Genealogie der Damennoten. Die weitere Unterteilung dieser bedeutenden Gruppe wird später näher betrachtet.

Beim Konzept C bestimmt der Fond den Charakter des Parfums. Es handelt sich um überwiegend schwerere, warme Parfums, die unter dem Be-

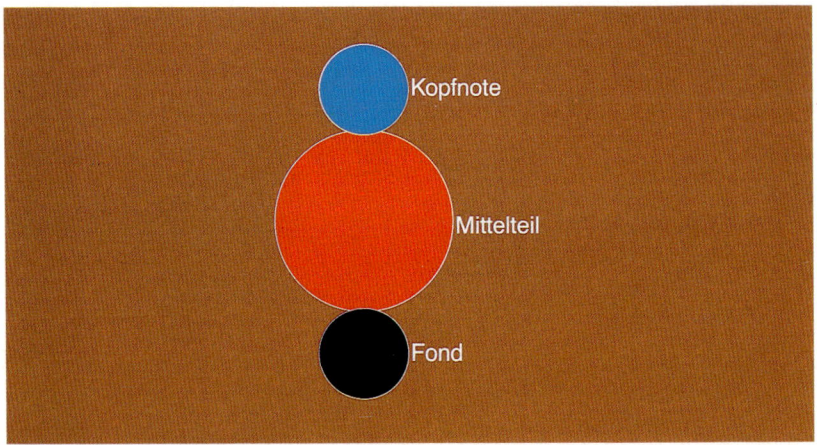

Konzept B: Der Aufbau von Parfums, deren Charakter vom Mittelteil bestimmt wird.

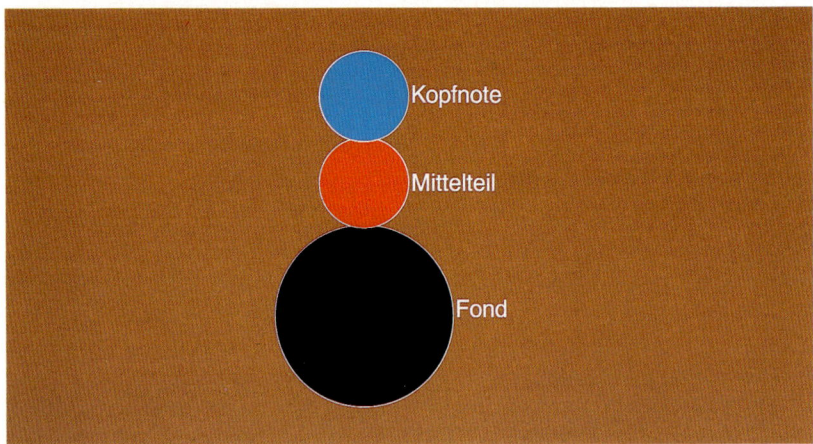

Konzept C: Der Aufbau von Parfums, deren Charakter vom Fond bestimmt wird.

griff »Chypre-Noten« zusammengefaßt werden. Häufig ist eine stark ausgeprägte Kopfnote als Gegengewicht erforderlich, um ein schweres Parfum überhaupt lebendig und ansprechend zu gestalten. Für die Fondnote werden bestimmte Elemente verwendet, die aufgrund ihres Charakters einen typischen Chypre-Akkord prägen. Sie bestimmen dann auch bei geringerem Einsatz, als die Abbildung ausweist, den Typ des Parfums. Deshalb behalten auch stark blumig oder frisch variierte Chypre-Parfums ihren Grundcharakter.

Die Gruppe der orientalischen Noten wird ebenfalls nach Konzept C aufgebaut, d. h. auch bei ihnen bestimmt der Fond den Charakter des Parfums. In den orientalischen Parfums finden jedoch überwiegend süße, balsamische und würzige Bestandteile Verwendung, während der Chypre-Charakter oft von herben, warmen, holzigen und moosigen Elementen bestimmt wird.

Diese drei Grundkonzepte bilden die Grundlage der Genealogie der Damennoten. Die unterschiedliche Ausgestaltung der Konzepte spiegelt sich in der Gliederung dieser Hauptgruppe wider.

Neben der unterschiedlichen Gewichtung der einzelnen Kompositonsteile spielt die Ausgestaltung der Konzepte mit Hilfe von Akkorden und Einzelelementen die wesentliche Rolle für die Charakterisierung von Parfums. Die hervortretenden Merkmale dienen als Unterscheidungskriterium innerhalb des übergeordneten Konzeptes. Zur Veranschaulichung soll folgendes Beispiel dienen:

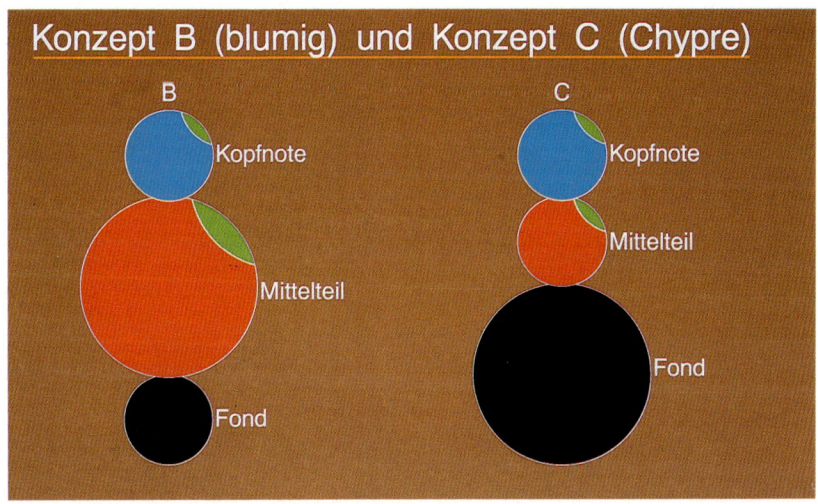

Der Grundcharakter von Parfums, die wie B oder C aufgebaut sind, wird durch ein blumiges oder ein Chypre-Konzept bestimmt.

Die beiden abgebildeten Konzepte können mit hervortretenden Grünnoten versehen werden, vorwiegend in der Kopfnote. Der Grundcharakter bleibt aber bestimmt durch ein blumiges oder ein Chypre-Konzept. Es gibt also grüne blumige und grüne Chypre-Noten, deren Wirkungen, durch das unterschiedliche Grundkonzept bedingt, sehr verschieden sind.

Sie können nicht zu einer Familie vereinigt werden, auch wenn oberflächlich betrachtet, der vorherrschende Eindruck grün ist. Ähnlich ist es mit anderen Geruchsmerkmalen. So ist z. B. ein holziger oder lediger Akkord immer ein Teil eines übergeordneten Konzeptes.

Innerhalb der blumigen Familie sind die Noten nach den Begriffen grün, fruchtig, frisch, blumig, aldehydig und süß-blumig unterteilt. Dabei sind in den beiliegenden Genealogien (am Schluß des Buches) die frischesten Noten links und die schwersten Noten rechts (süß-blumig) angeordnet. Neben der vorherrschenden Blumigkeit spielen also die unterschiedliche Ausprägung bestimmter Nuancen, die Verwendung bestimmter Elemente und die Gewichtung von Kopf, Mittelteil und Fond eine wichtige Rolle bei der Gestaltung der Parfums.

In der Chypre-Familie bilden die frischen und grünen Noten den äußeren rechten Rand und reichen über blumig, blumig-animalisch bis zu den fruchtigen Chypre-Noten am linken Rand, die die schwersten Parfums in der Gruppe darstellen. In der rechten Mitte der Genealogie sind die orientalischen Noten zu finden, die mit den Chypre-Noten konzeptmäßig verwandt sind, aber aufgrund unterschiedlicher Einsatzstoffe eine andersartige Wirkungsform darstellen. Sie bilden die schwersten Noten.

In der Genealogie der Herren-Noten bilden fünf Oberbegriffe die Basis, die sich auf die beiden folgenden Konzepte zurückführen lassen:

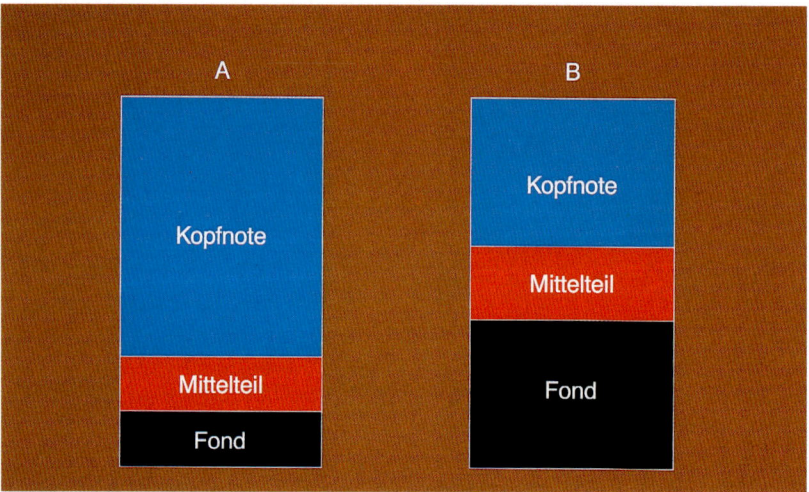

Die maskulinen Parfums lassen sich auf die abgebildeten Konzepte A und B zurückführen.

Zum Konzept A gehören die beiden Gruppen am rechten und linken Rand der Genealogie: nämlich die Lavendel- und die Citrus-Noten. Die ausgesprochen kopfnotenbetonten Kompositionen dieser beiden Gruppen verdeutlichen auch heute noch die Eckpfeiler oder Ausgangspunkte der Herren-Parfümerie. So dienten die klassischen und auch viele moderne Noten dieser Gruppen in erster Linie der Erfrischung und weniger der Parfümierung. Das erfrischende Element fand sich zunächst häufig in funktionellen Produkten wie After-shave, Haarwasser und Seife. Eine Parfümierung als Selbstzweck ist bei den Herren, geschichtlich gesehen, sehr viel später erfolgt als bei den Damen. Auch heute noch spielt eine starke Gewichtung der Kopfnote bei maskulinen Parfums eine erheblich wichtigere Rolle als bei den femininen Parfums. So gibt es kaum ausgesprochen blumige Herren-Noten, während diese bei den femininen Parfums den größten Anteil darstellen.

Das Konzept B umfaßt die Parfums der drei übrigen Gruppen: die Fougère-, Chypre- und orientalischen Noten. Es ist vom Konzept C der femininen Parfums abgeleitet, in denen der Fond den Charakter bestimmt. Wie schon erwähnt, spielt in der Regel bei den Herren-Noten die Kopfnote eine größere Rolle; so hat sie im Konzept B der Herren-Noten eine gleichgewichtige Bedeutung im Vergleich zum Fond.
Das Fougère-Konzept ist eine Weiterentwicklung des Lavendel-Konzeptes. Der herb-krautigen Frische des Lavendels steht hier eine Fondnote gegenüber, die unterschiedlich gestaltet sein kann: von herb-moosig bis süß-ambriert. Diese Fondnoten dienen nicht nur zur Fixierung des frischen Lavendelduftes, sondern setzen zusätzliche parfümistische Akzente. Der Mittelteil der Fougère-Noten ist häufig herb-blumig gestaltet und unterstützt den typischen Charakter, ohne jemals dominant zu werden. Das Fougère-Konzept ist eine typisch maskuline Konzeption, die keine Parallele im femininen Bereich hat.
Die maskulinen Chypre-Noten enthalten ebenfalls eine kräftige Kopfnote, werden aber – wie auch die femininen Chypre-Parfums – vom Fond bestimmt. Da die Frische überwiegend von Citruskomponenten herrührt, kann man das Chypre-Konzept als eine Weiterführung des Citrus-Konzeptes bezeichnen. Es ist jedoch kein ausschließlich maskulines Konzept, da sich viele Ursprünge bei den femininen Chypre-Noten finden.
Schließlich gehören auch die maskulinen orientalischen Noten zu dem Konzept B. Auch hier gibt es eindeutige Parallelen zu den femininen orientalischen Parfums, denn auch diese Parfums erhalten ihren Charakter durch den Einsatz süßer und würziger Elemente, die besonders im Fond ihre Wirkung entfalten und die schwersten Noten stellen.

Duftmarketing

Parfum-Zielgruppen:
Seifenverwender contra Parfumästheten

In Kalifornien gehen die Uhren anders als auf der übrigen Welt – schneller. Davon sind die Kalifornier fest überzeugt. Bei uns werden die Trends der Zukunft gemacht, verkünden sie stolz, und die Soziologen geben ihnen recht. Ob es sich um die Weiterentwicklung der künstlichen Intelligenz im Silicon Valley handelt oder um die Philosophie des »New Age«, ob es um Gentechnik geht oder um die Lust auf ost-westliche Küche, einer raffinierten Mischung aus asiatischen und europäischen Rezepten, immer ist Kalifornien der übrigen Welt um ein paar Monate voraus.

Nur in einem Punkt hinkt der Pazifikstaat ganz entschieden hinter der neuen Zeit her: Anfang 1990 versuchte sein Parlament die »Dekade der Düfte« zu stoppen, bevor sie richtig begonnen hatte. Die Abgeordneten verabschiedeten ein Gesetz gegen die Verwendung von Parfums. Erster Gegner: die in den Zeitschriften eingeklebten Duftproben. Sie stellten einen unzulässigen Eingriff in die Intimsphäre des Lesers dar, wurde argumentiert. In Zukunft sind nur noch luftdicht versiegelte Parfumpäckchen erlaubt, aus denen kein Hauch von Verführung nach außen dringt. Zuwiderhandlungen werden mit hohen Geldstrafen geahndet. Den Grund für dieses Gesetz lieferten Beschwerden kalifornischer Bürger, die sich durch die duftenden Magazine belästigt fühlten und nach einer Handhabe suchten, um die Benutzung starker Parfums auch am Arbeitsplatz oder im Theater zu unterbinden. Geruchsexperten sind sich noch nicht sicher, ob diese Menschen besonders empfindliche oder durch den ständigen Smog über der Golden-Bay-Area besonders angekränkelte Riechnerven besitzen. Fest steht: Sie sind die große Ausnahme von der Regel, daß immer mehr Menschen immer mehr Freude am Parfum entwickeln. Einerseits freut das die Parfümeure der großen Duftproduzenten. Auf der anderen Seite macht es ihre sowieso schon schwierige Arbeit noch komplizierter: René, der als einer der ersten namentlich bekannten Parfümeure im 16. Jahrhundert in Paris arbeitete, kannte jeden seiner Kunden persönlich. Er sah sofort, daß die kapriziöse Kammerzofe seiner Gönnerin Katharina von Medici ein anderes Parfum brauchte als die brave Erzieherin der königlichen Kinder. So mischte er den ganz individuellen Wohlgeruch.

Wer heutzutage hunderttausend Fläschchen eines neuen Parfums an den Mann, die Frau oder das Baby (in Frankreich und den USA sind Düfte für Kleinkinder ein großer Erfolg) bringen will, muß mindestens ebenso viel Arbeit in die Erforschung der Kundenwünsche investieren wie in die Kreation des Duftes. Denn: Wenn in den riesigen, computergesteuerten Anlagen der Großhersteller tonnenweise die Ingredienzen des Parfums zusammengemischt werden, fehlt noch viel, bis der Verbraucher in der Parfümerie seine Entscheidung für eines der vielen Angebote trifft.

Natürlich hat die »Firmen-Nase« oder ein fremder Auftraggeber schon über die Menschen nachgedacht, die die Kreation einst bewundern sollen. Wie bei einem Dichter, Regisseur oder Maler gibt es da erst einmal eine eher vage Vorstellung davon, welche Stimmung der Duft hervorrufen soll. Danach müssen aber sofort geschäftliche Überlegungen angestellt werden. Die wichtigste: Welche Zielgruppe soll sich an diesem duftenden Traum erfreuen? Erste Anhaltspunkte liefert dem Duftkomponisten eine Art olympisches Vierertreppchen, auf das die Marktforscher potentielle Parfumkäufer plazieren:

– Ganz unten stehen die sogenannten „Seifenverwender". Fragt man sie nach ihrer Vorliebe für bestimmte Gerüche, so sprechen sie vielleicht vom aromatischen Kaffeeduft und erklären, wie köstlich Bratkartoffeln frisch aus der Pfanne riechen. Zu Parfums aber fällt ihnen kaum etwas ein – weil sie keines benutzen.

– Die zweite Stufe ist für die »Duftgeschenkverwender« reserviert. Diesen Menschen liegt nicht viel an Parfums, aber wenn die Ehefrau oder die Freundin – in der zweiten Gruppe gibt es mehr Männer als Frauen – ihnen etwas annehmbar Riechendes schenken: Warum sollte Teures in einer Ecke verstauben? Außerdem gibt ein After-shave oder ein Deodorant diesen Herren das Gefühl, den Nasen der Umgebung nicht unangenehm aufzufallen. Aus Lust auf Duft greifen sie kaum nach dem Flakon. Sie parfümieren sich nur zu bestimmten Anlässen. Weil andere zum großen Vereinsball nicht nur im besten Anzug, sondern auch duftend antreten, erinnert sich der Duftgeschenkverwender ebenfalls an die lang mißachtete Geburtstagsgabe. Und wenn es nun mal üblich ist, sich zur Hochzeit der Tochter fein zu machen, beduftet sich auch der sonst so zurückhaltende Vater.

– Etwas weiter oben, auf der dritten Stufe, versammeln sich die »Markenparfumverwender«. Dufthersteller betrachten sie mit größerem Wohlwollen als die durch Werbung nur schwer motivierbaren Seifen- und Duftgeschenkverwender. Ihr »gehobener Hygienestandard verlangt«, so die Werbeexperten, »Markenartikel des Parfumbereiches«. Doch auch diesen Menschen geht es nicht um den Spaß am Duft. Sie verfolgen ein anderes Ziel: Durch die Verwendung teurer Parfums mit bekanntem Namen senden sie der Umwelt eine subtile Duftbotschaft: »Schaut her! Riecht, schnuppert und bewundert, was ICH mir leisten kann!«

– Von den sogenannten »Parfumästheten« gibt es nach Ansicht der Dufthersteller noch viel zu wenige. Ihre Zahl steigt allerdings langsam an. Sie sind die ideale Zielgruppe für die Duftwerbung. In ihrem Badezimmer steht nicht ein einsamer Flakon, sondern mindestens ein halbes Dutzend – für jede Stimmung, für jeden Anlaß, für jeden Tag der richtige Duft. Auch hier soll das Parfum den Mitmenschen deutlich machen, welches Bild die Träger der Welt von sich vermitteln wollen. Dazu kommt aber der Wunsch nach »Selbstaktualisierung«. Schöne Düfte müssen die eigene Stimmung betonen und positiv beeinflussen.

Gleichgültig, ob ein neues Parfum Markenparfumverwender und Parfumästheten ansprechen oder Menschen von den zwei unteren Stufen des Treppchens nach oben ins Reich der Düfte locken soll: Während die Parfümeure noch mit Hilfe von modernen Computern und altmodischen Riechstreifen das neue Parfum komponieren, sind Denker und Designer mit anderen, fast ebenso wichtigen Aufgaben beschäftigt. Sie müssen eine ganze Reihe von Fragen beantworten, bevor eine Werbekampagne anlaufen kann:
– Welche Farbe paßt am besten zu dieser Kreation?
– Wie muß der Flakon aussehen, damit er sich von schon Vorhandenem unterscheidet und dieselben Assoziationen weckt wie das gerade entstehende Parfum?
– Was für eine Verpackung betont die Aktualität des Duftes?
– Welchen Namen soll die Komposition tragen?

Parfumfarben:
Darf ein Duft so rot wie die Sünde sein?

Eine Antwort auf die Frage nach der richtigen Farbe zu finden, war bisher verhältnismäßig einfach. Schon lange könnten die Hersteller die duftenden Flüssigkeiten mit einem neongrellen Gelb einfärben oder mit Giftgrün, himmelblau wäre ebenso möglich wie nachtdunkel. Die Erfahrung sprach jedoch dagegen: Parfum sei etwas Zartes, Flüchtiges, argumentierten die Verkäufer. Schon deswegen würden Benutzer durch harte Farben wie etwa Pink eher abgeschreckt als angezogen. Bewährt hatten sich bei dunklen und schweren Düften stets alle weichen Braun- und Gelbtöne zwischen der Farbe von Bernstein, Whisky und Mahagoni. Frische grüne Parfums wurden, damit sie gut ankamen, in ebenso frischen Farben präsentiert – vertreten durch das Gelb von Zitronen und das Grün von Frühlingsblättern. Doch dann packte den ersten Designer der (Über-) Mut: Plötzlich gab es ein Parfum in auffälligem Lila, und ein zweiter Designer lancierte seinen Duft in Türkis. Die Düfte hatten Erfolg, und andere Anbieter schwammen auf der Welle mit. Heute dürfen Parfums in fast allen Farbtönen des Regenbogens leuchten.

Die Gründe für den Wechsel zur frechen Farbe? Natürlich haben sich Psychologen wie Dr. Joachim Mensing vom Freiburger Institut für angewandte Ästhetik dieser unerwarteten Freude der Käufer an Buntem angenommen. Die Begründung: »Der psychogene Effekt des Duftes wird durch seine Farbintensität verstärkt.« Was schön wissenschaftlich ausgedrückt nichts anderes heißt als: Das was die Nase riecht, soll zu dem passen, was das Auge sieht, und beides zusammen soll gute Gefühle wecken. Warum das bis in die achtziger Jahre hinein nicht so war? Auch dazu haben die Erforscher der seelischen Befindlichkeit des Einzelnen in der modernen Massengesellschaft natürlich eine Theorie entwickelt. Die Menschen der Neunziger seien – von Ausnahmen abgesehen – wacher, neugieriger und lebenslustiger als die Generation der ersten Nachkriegsjahrzehnte. Sie seien auf der Jagd nach Erlebnissen. Nachdem unsere Grundbedürfnisse nach einem anständigen Essen, einem dichten Dach über dem Kopf und einem warmen Bett befriedigt worden seien, wachse die Sehnsucht nach Abwechslung. Die Freizeitgesellschaft wolle sich selbst und die Umwelt intensiver erleben. Kauft der Liebhaber von Düften ein bunt verpacktes Parfum und entdeckt anschließend nur wässrige und laue Langeweile, so ist er enttäuscht. Was von der äußeren Aufmachung her Aufregung verspricht, muß auch Überraschung bieten. »Eindimensionales hat keine Chance«, sagt Dr. Mensing. »Wird die Genußerwartung des Kunden nicht erfüllt, so verkommt das Parfum zum austauschbaren Wegwerfprodukt.« Für Parfumkreateure und ihre Auftraggeber ein Alptraum, der ständig mit neuen Einfällen bekämpft wird.

Parfumflakons:
Von Stein und Ton zu Gold und Glas

Ginge es beim Verkauf von Parfums nur um das schlichte Produkt, wie dies etwa beim Verkauf von Taschenrechnern und Tinte, Schreibmaschinenpapier und Schnupfenmitteln der Fall ist, so könnte die duftende Flüssigkeit in billige Milchtüten abgefüllt werden. Dann müßten die Käuferinnen und Käufer sehr viel weniger für ihr Parfum und die Hersteller keine Honorare an ihre Designer bezahlen. Doch wer würde einen wie Apfelsaft in Pappe verpackten Duft kaufen? Kaum einer, der mit Parfum die Vorstellung von Luxus verbindet. Das aber tun die Menschen seit Moses zum ersten Mal aus Myrrhe, Zimt und Olivenöl das heilige Salböl mischte.
Wahrscheinlich hat Moses sein duftendes Produkt in ein Tonfläschchen gefüllt. Vielleicht hatten jüdische Kaufleute vor ihrer Flucht aus Ägypten

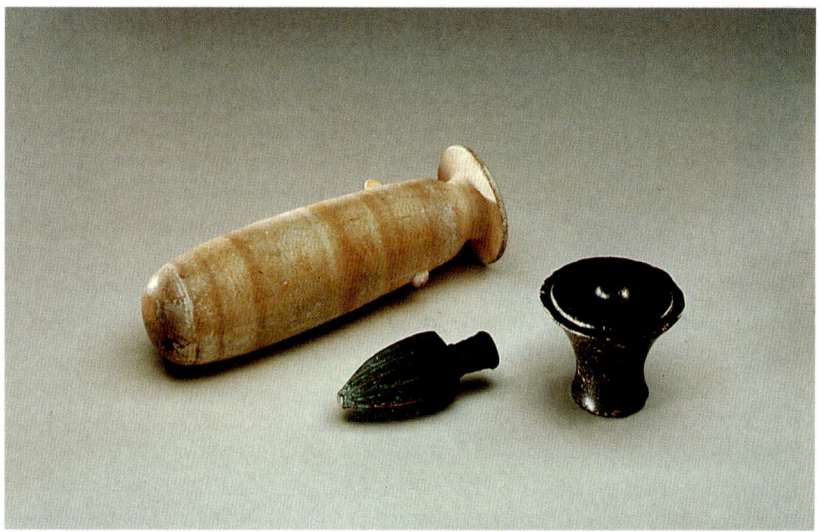

Typisches Salbgefäß aus Alabaster, rund und ohne Standfläche, sowie kleine Parfumgefäße zum Einstecken aus altägyptischer Zeit.

aber auch eines jener Alabastergefäße eingepackt, in die die Priester ihre für die Götter bestimmten Düfte gossen. Ausgrabungen und die Übersetzungen alter Medizinbücher – bis ins Mittelalter wurden Düfte ja sowohl zur Bekämpfung von Krankheiten wie zur Befriedigung der menschlichen Lust auf Duft eingesetzt – haben jedoch gezeigt: Für die Herstellung der Duftstoffgefäße ruft man in aller Welt schon seit Jahrtausenden die besten Handwerker des Landes zu den Tempeln und an die Königshöfe. Aus Stein und Metall, aus gebranntem Ton und Glas, ja sogar aus Hartholz stellten sie die frühen Flakons der Parfumgeschichte her: Bei Ausgrabungen vor der toscanischen Küste fanden Meeresarchäologen vor kurzem in einem versunkenen Schiff aus dem dritten vorchristlichen Jahrhundert 140 kleine Holzzylinder. Beim Öffnen der versiegelten Gefäße entströmte ein intensiver Duft nach Zimt und noch unbekannten Substanzen. Wahrscheinlich wurden solche Zylinder aus Holz für den Transport verwendet und die Flüssigkeit später umgefüllt. Je höher der Empfänger in der Hierarchie des jeweiligen Volkes stand, um so verschwenderischer waren die Fläschchen und Tiegel verziert.

In Griechenland wurden zum Beispiel Terrakotta-Flakons gefunden. Tiefschwarze Malerei auf hellem oder gelbe Zeichnungen auf dunklem Tongrund schmücken die einhenkeligen Gefäße. Die Ausgräber entdeckten diese »Lekythen« (Salbfläschchen) unter anderem in den Gräbern. Offensichtlich sollten die Toten auch in der Unterwelt nicht auf ihren Lieblingsduft verzichten müssen.
Bauchige Duftölgefäße ohne Standfläche, Aryballos genannt, banden sich die Sportler mit einem Lederriemchen ums Handgelenk. Gleich nachdem sie sich den Staub und den Schweiß vom Körper geschabt hatten – das ersetzte damals das Duschen –, rieben sich Diskuswerfer und Wagenlenker wieder mit duftenden Salben aus diesen Handflakons ein. Bemalt waren sie oft mit einer Eule, dem Wahrzeichen der kriegerischen Athene. Die Eule symbolisierte Weisheit, denn Sport und Spiel dienten im alten Athen nicht nur der körperlichen Ertüchtigung. Sport und Spiel machten den Kopf auch frei für das Studium der Philosophen.

Aus der Zeit der Etrusker, die sehr viel kultivierter waren als die eroberungssüchtigen Nachkommen von Romulus und Remus, blieb ein Parfumflakon erhalten, der das Bild einer feinen Dame zeigt: Sie prüft kritisch ihr frisch geschminktes Gesicht in einem Handspiegel. Von der Frisur und den wallenden Gewändern einmal abgesehen, wirkt sie ganz modern. Nur ob ihr Duft unseren heutigen Vorstellungen entspricht, läßt sich nicht

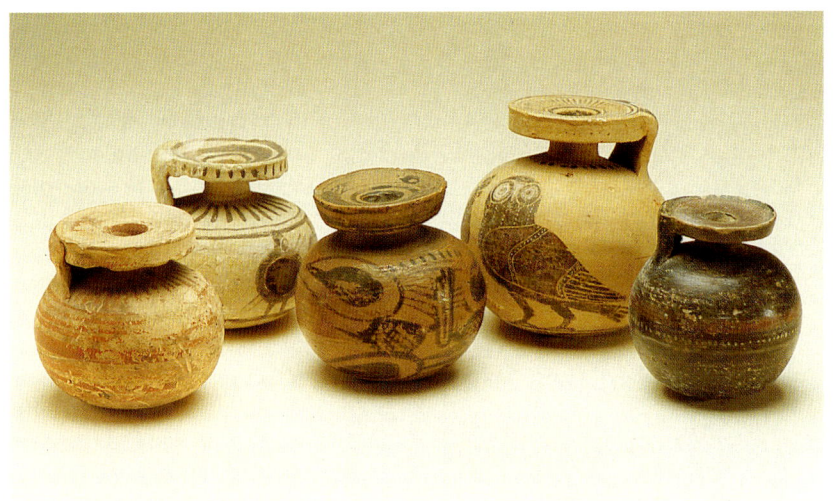

Ein beliebtes Motiv auf den kleinen griechischen Parfumgefäßen aus der Zeit um etwa 600 bis 500 v. Chr. war die bekannte Eule der Athene.

mehr feststellen. Er ist in den zweieinhalbtausend Jahren, die seit dem Kauf des Parfums verstrichen sind, verflogen.

Die Römer brauchten Jahrhunderte bis sie die etruskische Lust am Luxus nicht mehr als überflüssig verdammten, sondern selbst genossen. Dann aber widmeten sie Düften wie Flakons dieselbe große Aufmerksamkeit, und dies besonders nachdem in der nachchristlichen Kaiserzeit Handwerker aus dem von den Römern beherrschten syrischen Sidon die Glasmacherpfeife erfanden. Jetzt wurden die Gefäße nicht mehr nur mit Sandkern in Formen gegossen. Jetzt eröffnete die Glasbläserei ganz neue Möglichkeiten, die auch sofort für die Flakonherstellung eingesetzt wurden, denn erstens machte die Blastechnik die Produktion einfacher, zweitens konnten größere Mengen hergestellt werden, und dadurch wurden, drittens, die Gefäße sehr viel billiger. Das führte dazu, daß die Glaskünstler viel Zeit und Mühe auf ihre Verzierung verwendeten und das Äußere z. B. mit farbigen Glasbändern ausschmückten oder elegante Tiersilhouetten entwickelten.

Die Araber waren, wenn es um die Lust am schönen Duft ging, die direkten Nachfolger der Römer. Natürlich beschäftigten auch sie sich mit der Verzierung der Parfumgefäße. Blaue Keramikkrüglein wurden mit kunstvollen Metallstöpseln versehen. Vasenartige Gläser erhielten eine Bema-

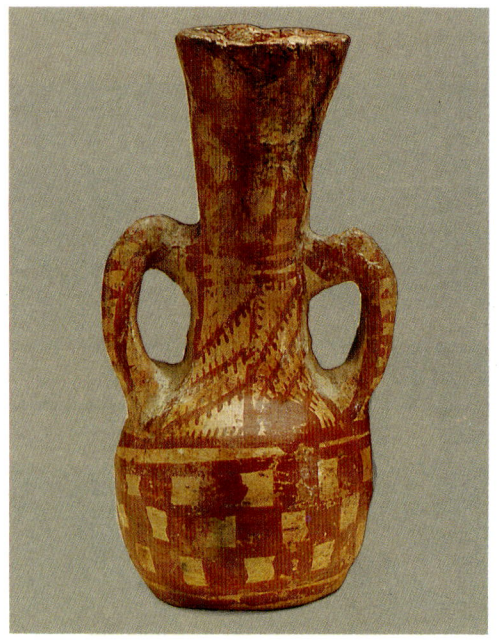

lung mit abstrakten Mustern. Doppelbauchige Metallkannen versahen die Handwerker der Sultane und Kalifen mit verwirrenden Blütenornamenten, und unerfahrenen Kreuzrittern verkauften sie ihre Parfums in den ersten irisierenden gläsernen Gefäßen der Duftgeschichte zum zehnfachen Preis. Untereinander lästerten sie wie ihre modernen Brüder über die Touristen: »Diese barbarischen Ungläubigen. Keine Ahnung haben die . . .« Hatten sie auch nicht. Weder verstanden sie etwas von der Kostbarkeit arabischer Düfte noch von der Schönheit ihrer Flakons. Doch sie lernten schnell. Die Südfranzosen rund um die nach Lavendel, Jasmin und Orangenblüten duftende Parfumstadt Grasse übernahmen die Kunst von den Moslems, die nördlich der Pyrenäen Universitäten gegründet hatten, und die Bewohner der aufblühenden Stadtstaaten Italiens erwarben die Kenntnisse der Muselmanen auf Sizilien.

Spätestens zur Zeit des Barock hatten die europäischen Designer die arabischen Vorläufer an Kunstfertigkeit weit überflügelt. Sie formten Flakons aus Glas und Gold, Elfenbein und Porzellan. Märchengestalten, Tiere und allegorische Figuren dienten als Vorlage für die Gefäße. Schlichte Formen wurden in ein raffiniertes Metallgeflecht integriert, kleine Fläschchen mit einem aufwendig gestalteten Verschluß versehen. Silberne Störche und Fische wetteiferten mit edelsteingeschmückten Früchten.

Alle Künstler oder Handwerker, die sich zwischen der Zeit des sumerischen Königs Gilgamesch und der Einführung der Massenproduktion im 20. Jahrhundert an die Herstellung eines Duftgefäßes machten, gingen von derselben Devise aus: Parfum ist ein Kunstwerk, also muß man das

Gefäß auch wie ein Kunstwerk gestalten. Aus dieser uralten und immer noch aktuellen Überzeugung heraus sind sich auch moderne Maler und Bildhauer nicht zu schade für das Design von Flakons. Ein besonders berühmtes Beispiel ist der surrealistische spanische Maler Salvador Dali. Selbst wenn mit Plastik gearbeitet wird, befriedigt das Ergebnis den universellen Wunsch nach Luxus.

Flakons müssen also schön sein. Sie sollen aber nicht nur das Auge, sondern auch den Tastsinn befriedigen. Ein Gefäß, das mit harten Ecken Assoziationen an Gesteinstrümmer weckt und nicht griffig ist, hat wenig Chancen auf Erfolg. Kanten werden nur dann eingesetzt, wenn der Duft kantige Männer ansprechen soll. Träumt eine Frau jedoch von Zärtlichkeit, will ihr Partner ihr ein Gefühl für seine Zuverlässigkeit vermitteln, so brauchen beide runde Düfte und diese wiederum Flakons mit sanften Formen.

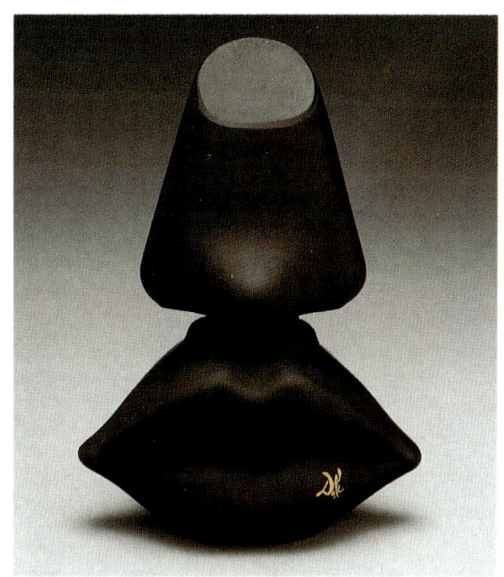

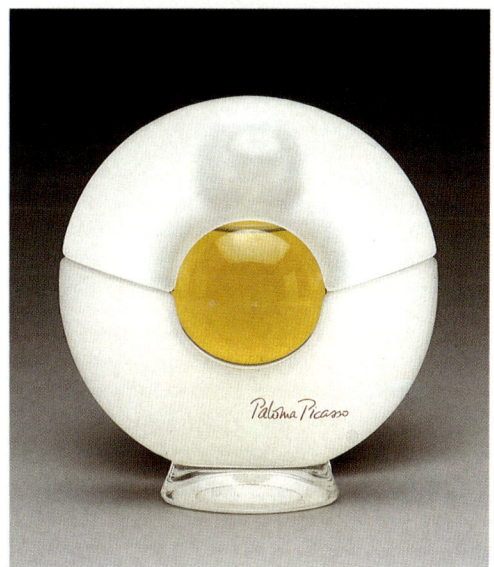

Parfumnamen:
Auf französisch duftet alles feiner

Viel schwieriger als die Entscheidung für die richtige Farbe, Flakonform und Verpackung ist die Suche nach dem passenden Namen. Schon einen Namen für etwas so Unkompliziertes wie eine Schuhcreme oder ein Spülmittel zu finden, ist nicht einfach. Bei etwas, das psychologisch so komplizierte und unkontrollierbare Reaktionen auslöst wie ein Duft, ist die gelungene Namensgebung oftmals eine reine Glückssache.

Ebenso wie das Parfum selbst soll der Name die Emotionen direkt ansprechen. Da aber Wörter im Sprachzentrum, einem, entwicklungsgeschichtlich betrachtet, jungen, für vernünftige Entscheidungen zuständigen Teil des Gehirns, kritisch beurteilt werden – im Gegensatz zum Duft, der direkt das »alte« Gefühlszentrum im Limbischen System aktiviert –, ist die Wahl ausschlaggebend für den Erfolg des Parfums. Schließlich wissen alle Marktstrategen, daß ein schlechtes Produkt mit einem erstklassigen Namen eine größere Chance hat, sich gut zu verkaufen, als ein gutes Produkt mit einem langweiligen Namen. Dazu kommt: Deutsche Bezeichnungen regen die Phantasie sehr viel weniger an als französische oder englische Namen. Die Sprache unseres westlichen Nachbarn gilt eben immer noch als die eleganteste der Welt. Die amerikanische Sprache hingegen vermittelt das Gefühl von Aktualität und Dynamik.

Früher machten sich die Parfümeure die Namensgebung verhältnismäßig einfach. Die Düfte hießen nach den Personen für die sie komponiert worden waren: »Parfum de Madame la Marquise de Pompadour« und »Parfum de Sa Majesté le Roi« zum Beispiel. Oder man wählte den wichtigsten Inhaltsstoff zum Namensträger. Dann stand schlicht »Tausende von Blumen« auf dem Etikett oder »Lavendel« oder »Rose«. Anfang des 20. Jahrhunderts hatte der Pariser Couturier Paul Poiret eine neue Idee. Die von ihm entworfenen Haremshosen, Turbane und Kimonos hatten ihn zu Duftkreationen inspiriert, die an die Märchen des Orients und an die Faszination des fernen Ostens erinnerten. Doch statt sie nach den Ingredienzen zu benennen, erfand er phantasievolle Bezeichnungen wie »Nacht in China«. Da der Erfolg groß war, folgten die Konkurrenten bald seinem Beispiel. Dann kam die Modewelle der Designernamen und Designerinitialen. Modeschöpfer wie Yves Saint-Laurent oder Karl Lagerfeld, die Deutschen Jil Sander und Joop, die große Couturier-Garde der Italiener und Amerikaner – alle verewigten sich auf »ihrem« Parfum.

70

Seitdem ist kein Wort mehr tabu. Provokative Namen, besonders aus dem Bereich der Sexualität, sind ebenso »en vogue« wie die kurzgefaßten Beschreibungen von Sehnsüchten nach Freiheit oder Geborgenheit. Ob ein Parfum allerdings »Gift« getauft wird oder »Schönheit«, steht nicht in jedem Fall fest, bevor die beauftragte »Nase« sich an die Arbeit macht. Häufig wird der umgekehrte Weg beschritten: Erst wird festgelegt, zu welcher Preisgruppe ein neues Parfum gehören soll. Dann wird innerhalb dieses Bereiches die engere Zielgruppe definiert und das Marketingkonzept festgelegt. Jetzt bekommt der Parfümeur seine Anweisungen, und gleichzeitig beginnt das (sehr ernsthafte) Spiel um den Namen. Er soll eine »Symbiose« aller Pläne darstellen.

Manche Kreateure behaupten, die Wahl des Namens sei so ausschlaggebend wie der Name, den Eltern für ihr Baby aussuchen. Das Wort »Glasnost«, Offenheit, zum Beispiel, könnte in Rußland zur Zeit manch einen Parfumfreund ansprechen. Würde Gorbatschow scheitern, geriete automatisch auch der Duft in Mißkredit. Da aber Millionen in die Kreation eines Parfums gesteckt werden, müssen Wohlgerüche jahrelang erfolgreich bleiben, um die Investitionen wieder hereinzuholen. Kein Wunder, daß die Verantwortlichen oft monatelang über den richtigen Namen nachdenken. »Einprägsam und clever soll er sein«, sagen die Fachleute, »und überraschend«. Eine sofortige Identifizierung des Produktes muß er ermöglichen. Daß er zum Parfum paßt, ist eine (allerdings auch nicht immer gewährleistete) Selbstverständlichkeit. Ebenso wichtig ist die Einzigartigkeit: Lange bevor die Parfumproduktion beginnt, prüfen Juristen, ob der Name nicht womöglich schon von einer anderen Firma benützt wird. Wenn besonders spezialisierte »Namensberater« – diesen Beruf gibt es inzwischen tatsächlich – dann noch nachgeprüft haben, ob sich die gerade kreierte Benennung auf allen angepeilten Märkten gut aussprechen läßt und nirgendwo negative Assoziationen weckt – was auf Italienisch gut klingt, kann z. B. in Frankreich an Schimpfwörter erinnern –, wenn sie sicher sind, daß der Name zu der Seife, dem Badeschaum, der Körpercreme und dem Puder ebenso gut paßt wie zum Parfum, dann kann die Werbung anlaufen. Da ja nicht »Wasser mit Geruch« verkauft werden soll, müssen der Name und die Werbung Träume wecken und ihre Erfüllung versprechen. Ein Hauch von Romantik und ein – je nach Zeitgeist mehr oder minder großes – Quentchen Erotik sollen ebenso mitschwingen wie Kultiviertheit und Luxus. Daß das nicht immer zu schaffen ist, daß manch ein Parfum nach gutem Start schnell wieder vom Markt verschwindet, überrascht Profis nicht. Gleichgültig ob die Düfte die Namen berühmter

Persönlichkeiten tragen – die lang verstorbene Modeschöpferin Coco Chanel eignet sich dazu ebenso wie die höchst lebendige Paloma Picasso, die Tochter des berühmten Malers –, nach Märchenstädten heißen oder mit fast unaussprechlichen Phantasiewörtern versehen werden, wenn Flakon, Verpackung und Name den Käufern nicht dieselbe Traumgeschichte von Glück, Liebe oder Erfolg erzählen, deren Happy-End der Duft verspricht, dann wird das Parfum ein Flop.

Die Genealogien

Damen- und Herren-Noten:
Lieben Sie es blumig oder greifen Sie zu Citrus?

Die Vielfalt des Angebots auf dem internationalen Duftmarkt ist groß. Unter den über 700 Produkten, von denen etwas mehr als die Hälfte Damenparfums sind, gibt es neben den klassischen Oldtimern, die die Entwicklung der Parfümerie entscheidend beeinflußt haben, originelle Neuschöpfungen, Erfolgsnoten, die ihrerseits eigene Richtungen prägen und insgesamt für eine immer breitere Palette an Düften sorgen. Die seit vielen Jahren international verbreiteten und anerkannten Genealogien, die Sie hinten im vorliegenden Ratgeber eingelegt vorfinden, sind der Versuch, eine Ordnung in diese Vielfalt zu bringen. Getrennt nach Damen- und Herren-Noten machen sie die internationale Duftlandschaft überschaubar. Bei der Entwicklung dieses Systems ist man von der Überlegung ausgegangen, daß heute jedes Parfum vor dem Hintergrund eines grundsätzlichen, mehr oder weniger übergeordneten Duftkonzeptes bewertet werden kann bzw. muß. Jedes dieser Konzepte wiederum hat Facetten, die eine Interpretation bzw. Variation des Themas erlauben, ohne den entsprechenden parfümistischen Rahmen zu sprengen.
Bei den Damen-Noten wurden die drei Duftkonzepte

1. Blumig
2. Orientalisch
3. Chypre

und bei den Herren-Noten die fünf Duftkonzepte

1. Lavendel
2. Fougère
3. Orientalisch
4. Chypre
5. Citrus

zugrunde gelegt.

Ordnungsmerkmale:
Auch Düfte unterliegen strengen Einteilungen

1. *Duftkonzepte*

Das Wort Duftkonzept ist ein parfümistischer Oberbegriff. Duftkonzepte gliedern sich in Untergruppen, in denen die jeweils möglichen Variationen bzw. Interpretationen des übergeordneten Themas klassifiziert sind. Den einzelnen Interpretationen sind Farben zugeordnet. Diese wurden nicht zufällig gewählt, sondern als optische Unterstützung des Themas auf den jeweiligen Duftcharakter abgestimmt.

2. *Erscheinungsjahr*

Mit Ausnahme der ältesten Citrusnoten und abgesehen von Fougère Royale/Houbigant (1882) und Jicky/Guerlain (1889), das bis heute noch im Handel ist, sind nur Produkte aus dem 20. Jahrhundert und des europäisch-amerikanisch-japanischen Marktes dargestellt. Parfums, die heute nicht mehr hergestellt werden, wie Fougère Royale, Chypre/Coty (1917) oder Bois des Îles/Chanel (1926), wurden trotzdem aufgenommen, weil sie zu ihrer Zeit die Parfumentwicklung maßgeblich beeinflußt haben.

3. *Bedeutung*

Die großen Neuschöpfungen ihrer Zeit haben immer auch andere Parfümeure angeregt und die Entwicklung der Parfümerie stark beeinflußt. Klassiker wie Chanel No. 5 oder Chypre setzten neue Dufttrends, die dem Zeitgeist so genau entsprachen, daß sie eigene Richtungen in der Parfümerie einführten. Diese Trendsetter sind im Druck besonders hervorgehoben.

4. *Zugehörigkeit*

Die absteigenden Verbindungs- und Seitenlinien verweisen auf die Weiterentwicklung erfolgreicher Parfumkreationen zu immer neuen Duftideen. Diese Weiterentwicklungen können so komplex sein, daß sie die angestammte Duftrichtung innerhalb eines Konzeptes verlassen.

Parfums kann man mit denselben Vokabeln beschreiben wie Autos (»rasant«), Pferde (»rassig«) oder einen Sommertag (»strahlend«). Solche

Beschreibungen haben aber ausschließlich mit dem Image zu tun, das ein Hersteller seinem Parfum geben möchte. Dem Käufer oder der Käuferin soll dadurch suggeriert werden, daß er bzw. sie die gepriesene Eigenschaft habe. Der Parfümeur dagegen benutzt Begriffe, die direkt aus dem Olfaktorischen, dem Geruchsbereich, stammen. Diese Begriffe sind trotzdem noch nicht eindeutig: »Blumig« beispielsweise kann ebenso den Duft von Jasmin wie von der Rose meinen. Auch »grün« oder »frisch« sind strenggenommen keine Geruchsqualitäten, jedoch sind diese Begriffe in der Fachsprache der Parfümeure durch Übereinkunft definiert.

Damen-Noten:
Die holde Weiblichkeit und ihre Parfums

Das Duftkonzept BLUMIG und seine Interpretation

Beim ersten Blick auf die Genealogie der Damen-Noten fällt auf, daß mehr als die Hälfte der Duftlandschaft dem Konzept BLUMIG gewidmet ist. Dies zeigt, daß Düfte aus diesem Bereich weltweit am beliebtesten sind, und es ist sicherlich kein Zufall, daß wir gerade hier das breiteste Spektrum parfümistischer Interpretationen antreffen. Nach wie vor weisen viele Kompositionen deutlich erkennbare Akkorde auf, die an natürliche Vorbilder erinnern, an reine Blütendüfte beispielsweise. Andere Düfte wecken Assoziationen an Gegenden oder Plätze, die zu bestimmten Jahreszeiten ihr besonderes Flair haben.

BLUMIG GRÜN: Diese Interpretation wird durch frische Blattgrün-Noten, Iris und in besonderem Maße durch Galbanum geprägt. Charakteristische Vertreter sind Vent Vert und Chanel 19, die sich bis heute unverändert erfolgreich auf dem Markt behaupten.

BLUMIG FRUCHTIG: Hierbei handelt es sich um neuartige Düfte, in denen strahlend-fruchtige Elemente, zum Teil sehr dominierend, den Charakter bestimmen. Akkorde von Cassis, Ananas, Aprikose, Pfirsich oder Apfel sind hier mit blumigen Themen verbunden, so daß sie eine eigenständige Richtung unter den blumigen Parfums darstellen, die es erst seit ca. 10 bis 15 Jahren gibt.

BLUMIG FRISCH: Zu dieser Variante des Duftkonzeptes BLUMIG zählen alle blumigen Themen mit frühlingshaft leichten Impressionen aus

Hyazinthe, Maiglöckchen und Orangenblüte, die noch mit Bergamott oder anderen Citrus-Komponenten aufgefrischt sein können. Auch reine Eau-de-Cologne-Themen, verbunden mit Jasmin und frisch-herbalen Akkorden, sind hier angesiedelt.

BLUMIG BLUMIG: Für den Charakter der blumigen Parfums ist eine Vielzahl von natürlichen Blüten verantwortlich, die, bei aller Unterschiedlichkeit, als rein blumig zu beschreiben sind. Die Blüten von Rose und Jasmin sind zweifellos die am häufigsten verwendeten, jedoch sind Ylang-Ylang, Narzisse, Tuberose, Iris und Nelke weitere wichtige Blumen-Akkorde, auf deren Wirkung rein blumige Themen zurückgeführt werden können.

Spätestens jetzt muß aber erwähnt werden, daß neben allen natürlich vorkommenden blumigen Parfum-Ingredienzen eine unentbehrliche Zahl von synthetisch gewonnenen Riechstoffen am Zustandekommen blumiger Düfte von heute beteiligt ist. Es wäre falsch anzunehmen, daß diese Duftstoffe zu minderwertigeren Parfums führten. Eher das Gegenteil stimmt: Gerade die neuentwickelten Stoffe aus der Retorte eröffnen dem Parfümeur echte Alternativen und ermöglichen ihm die Kreation wirklich neuartiger Düfte.

BLUMIG ALDEHYDIG: Die Aldehyd-Parfums sind ein treffendes Beispiel dafür, wie eine Gruppe von synthetischen Riechstoffen einer ganzen Richtung von Parfums ihren Charakter verliehen hat. Die Fettaldehyde brachten in den zwanziger Jahren große Bewegung in die Parfümerie, weil durch die diffuse Strahlung dieser Stoffe eine neuartige Duftwirkung erzielt werden konnte – zuerst in blumigen, später auch in Chypre-Themen.

BLUMIG SÜSS: Diese schweren, duftintensiven Kreationen, deren Ursprung ganz an den Beginn dieses Jahrhunderts zurückreicht, werden oft auch als Florientals bezeichnet. Für Jahrzehnte vergessen, erlebten sie am Ende der siebziger Jahre einen Aufschwung, der bis heute anhält und immer neue Variationen hervorbringt. Diese süß-blumige Variation des Konzeptes BLUMIG umfaßt die ganz schweren Blüten-Themen und bildet den Übergang zu den noch schwereren Duftrichtungen, den Orientals.

Das Duftkonzept ORIENTALISCH und seine Interpretationen

Die Noten des Konzeptes ORIENTALISCH stellen eine Assoziation zu den sagenumwobenen Düften des Orients her, die von den süßen Balsamen und Harzen Arabiens und von den kostbaren Gewürzen aus Indien verströmt werden. Keinesfalls richtig wäre der Schluß, daß orientalische Parfums speziell im Orient beliebt sind, denn sie feiern gerade in Europa und besonders in den USA große Erfolge. In Japan dagegen sind die schweren Düfte orientalischer Prägung weniger gefragt.

ORIENTALISCH SÜSS: Wie schon erwähnt, stellen die orientalischen Parfums zugleich die schwersten Duftrichtungen dar. Als süß-orientalisch bezeichnet man die Kreationen mit Citrusfrische und einem kulinarisch-süßen Vanille-Ambra-Fond. Als moderne Weiterführung dieses klassischen Themas läßt sich der Zweig verstehen, der zu Beginn der achtziger Jahre daraus hervorging und sich zu einem eigenständigen Trend entwickelte. Hier wurde die Citrus-Note um grüne und herbale Elemente erweitert, denen als Kontrast extrem süße Elemente gegenübergestellt wurden.

ORIENTALISCH WÜRZIG: Neben unverkennbar würzigen Ingredienzen wie Nelke, Muskat und Zimt, sind bei diesen eher herben Orientals trocken-holzige, betont ambrierte und animalische Facetten als typgebende Elemente zu erkennen. Zur femininen Ausgestaltung dienen auch hier wieder hohe Anteile an blumigen Akkorden wie Jasmin, Ylang-Ylang oder andere unentbehrliche blumige Riechstoffe. Da es sich geradezu anbietet, diese orientalisch-würzige Interpretation auch maskulin zu gestalten, ist es leicht verständlich, daß auch Herren-Noten existieren, die auf derselben Grundidee basieren.

Das Duftkonzept CHYPRE und seine Interpretationen

Der Begriff CHYPRE geht auf François Coty zurück, der seine gleichnamige Kreation aus Duftmaterialien geschaffen hatte, die vorwiegend aus Mittelmeerländern stammten. So nannte er seine Schöpfung nach der Insel Zypern (Chypre). Das Chypre-Konzept ist von dem Akkord aus Citrusfrische im Kontrast zu Eichenmoos geprägt. Bevorzugte Citrus- Komponente war seit Beginn Bergamottöl, und neben Eichenmoos kann Patchouli als ein unverzichtbarer Baustein für diesen Grundakkord bezeichnet werden.

CHYPRE FRUCHTIG: Diese schwere Interpretation von Chypre ist durch eine charakteristische Fruchtigkeit geprägt, die pfirsichhaft duftet und zu langer Haftung beiträgt. Damit steht diese Fruchtigkeit ganz im Gegensatz zu der blumigen Fruchtigkeit, die als leicht und ätherisch zu beschreiben ist.

CHYPRE BLUMIG-ANIMALISCH: Im Bereich dieser Chypre-Interpretation besteht eine große Vielfalt, die im Laufe der Zeit sowohl bei den Damenparfums als auch bei den Herren-Noten zu immer neuen Variationen herausforderte. Hier ist der Chypre-Akkord zu höchster Raffinesse verfeinert worden. Die animalische Komponente in diesen Parfums steht einerseits ganz im Dienst einer Steigerung der femininen Ausstrahlung, kann aber auch zu herb-ledrigen Effekten beitragen, die bis ins Maskuline gesteigert werden können.

CHYPRE BLUMIG: Die blumigen Chypre-Interpretationen waren anfangs durch einen damals neuartigen Akkord gekennzeichnet, der den herb-frischen Komplex Chypre interessant verwandelte. Seit den siebziger Jahren sind neue blumige Chypre-Parfums entstanden, in denen betont rosige Elemente tonangebend sind. Daneben bestimmt Patchouliöl den Fond dieser jüngeren blumigen Chypre-Interpretationen und verleiht ihnen Kraft und Charakter.

CHYPRE FRISCH: Hier sind die reintönigen Chypre-Interpretationen zugeordnet. Der Trendsetter Chypre/Coty ist schon wenige Jahre nach seinem Erscheinen wieder vom Markt verschwunden, weil er nach einer Rezeptur kreiert worden war, die einer größeren Nachfrage nicht entsprechen konnte. Die direkten Nachfolger jener Zeit nahmen aber das Thema wieder auf, so daß der Name Chypre als Gattungsbegriff weiterlebte.

CHYPRE GRÜN: Zu den grün akzentuierten Chypre-Interpretationen gehören die leichtesten Variationen dieses Konzeptes. Wie bereits gesagt, läßt sich von hier aus leicht ein Bogen zu den blumig-grünen Düften schlagen. Während bei den Interpretationen des Konzeptes BLUMIG eher blattgrünartige Nuancen den Duftcharakter prägen, sind die grünen Chypre-Variationen auch von herb-koniferigen Akzenten geprägt.

Herren-Noten:
Die Qual der Wahl

Das Duftkonzept *LAVENDEL* und seine Interpretationen

LAVENDEL stellt ein sehr reintöniges Konzept dar, das – verglichen mit anderen Konzepten – weniger parfümistische Interpretationen erlaubt. Lavendel-Noten zeichnen sich, genauso wie die reinen Citrus-Noten, durch eine dominierende Frische aus. Beide Konzepte haben als selbständige Bereiche ihre Berechtigung, weil auf ihnen zwei weitere Themen basieren. So bildet Lavendel in Kombination mit Eichenmoos nach einer vereinfachten Formel das Konzept FOUGÈRE, während Citrus und Eichenmoos die Basis des Konzeptes CHYPRE darstellen.

LAVENDEL FRISCH: In dieser Gruppe sind Produkte zusammengefaßt, deren Duft mehr oder weniger frei ist von anderen parfümistischen Komplexen, und die statt dessen eine nahezu reine Lavendelnote repräsentieren. Es handelt sich weniger um Parfums als vielmehr um Erfrischungswässer, die von Damen und Herren gleichermaßen verwendet werden und auf vielen Märkten ihren festen Platz haben.

LAVENDEL WÜRZIG: Die würzig-koniferigen Interpretationen des Lavendel-Komplexes zeichnen sich u. a. durch eine pikant-krautige Frische aus. Sie weisen einen deutlich maskulinen Charakter auf und gehören zu den frühen Kreationen im Bereich der Herren-Parfümerie.

Das Duftkonzept *FOUGÈRE* und seine Interpretationen

Das Duftkonzept FOUGÈRE basiert auf dem Zusammenspiel von Lavendel, Eichenmoos und Cumarin und ist eine klassische Kreation, die ein Wegbereiter in der Herren-Parfümerie wurde. Ursprünglich war der Fougère-Akkord als ein Beitrag zu den femininen Duftschöpfungen gedacht. Er wurde jedoch mit der Zeit zu einer anerkannt maskulinen Duftrichtung.

FOUGÈRE FRISCH: Die hier klassifizierten Parfums stellen vielfältige Variationen der klassischen Fougère-Note dar, die sich durch eine dominierende Lavendel-Frische auszeichnet. Moderne Riechstoffe führten zu neuartigen, herb-frischen Akkorden, die herbal-würzig, pikant-krautig und frisch-holzig akzentuiert sein können.

FOUGÈRE BLUMIG: Die Interpretationen des blumig akzentuierten Fougère-Konzeptes umfassen sehr komplex gestaltete Duftnoten. Für die blumigen Nuancen zeichnen im wesentlichen helle Blüten-Akkorde wie z. B. Neroli, Cyclamen und Maiglöckchen verantwortlich, die in Kombination mit herb-frischem Lavendel und anderen betont maskulinen Akkorden würziger, holziger oder ambrierter Prägung zu sehr beliebten Herren-Düften geführt haben.

FOUGÈRE HOLZIG: Obgleich die Namen der in diesem Feld stehenden Herren-Düfte zum Teil klar ausdrücken, daß es sich um betont holzige Duftschöpfungen handelt, muß man sie vom Duftkonzept her als holzig interpretierte Fougère-Noten einstufen. Durch neuartige, betont ambrahafte Holz-Komplexe hat sich in diesem Segment ein erfolgversprechender neuer Trend entwickelt.

FOUGÈRE SÜSS: Das legendäre Fougère Royale, das dem Fougère-Konzept den Namen gab, wurde bereits 1882 kreiert, nachdem erst kurz zuvor Cumarin als Riechstoff entdeckt worden war. Die süße Fixierung durch Cumarin führte in späteren Jahren besonders auf dem US-Markt zu einem Dufttrend, der zahllose Fougère-Variationen hervorgebracht hat.

Das Duftkonzept ORIENTALISCH und seine Interpretationen

Der Begriff ORIENTALISCH wird im Zusammenhang mit Herren-Düften erst in jüngster Zeit verwendet. Zuvor waren kaum Duftwässer für Herren auf der Basis dieses Konzeptes auf dem Markt. Man sprach von würzig; sehr süß akzentuierte Gewürz-Noten fanden kaum Interessenten. Heute dürfen Herren-Düfte jedoch süß und stark sein.

ORIENTALISCH WÜRZIG: In diesem Bereich sind neben den klassischen Duftwässern mit würzig-frischen Akzenten, wie man sie von früher her kennt, auch einige moderne Weiterentwicklungen mit dezent orientalischen Nuancen vertreten.

ORIENTALISCH SÜSS: Das Konzept ORIENTALISCH umfaßt die progressiven Herren-Düfte orientalischer Prägung sowie maskuline Abwandlungen femininer orientalischer Parfums mit ähnlich klingenden Namen. Hier dominieren betont ambrierte Kompositionen mit honighaften Nuancen, ausgeprägtem Vanille-Fond und manchem anderen Akkord, der vor wenigen Jahren in den meisten westlichen Ländern als zu süß, zu feminin und für den Mann als zu auffällig kritisiert worden wäre.

Das Duftkonzept CHYPRE und seine Interpretationen

Das Duftkonzept CHYPRE, das in seiner einfachsten Form auf dem Zusammenwirken von Citrus-Frische und Eichenmoos-Patchouli-Fond beruht, ist der Duftakkord, der bei den Damen- und Herren-Noten in gleichem Maß die meisten Interessenten erreicht und eine große Zahl unterschiedlichster Interpretationen hervorgebracht hat.

CHYPRE HOLZIG: Die dominierenden Einflüsse gehen in dieser Chypre-Variation von drei holzigen ätherischen Ölen aus: Sandelholzöl, Patchouliöl und Vetiveröl. Der weiche Sandelholz-Akkord spielt bei orientalischen Kreationen ebenso eine Schlüsselrolle wie bei holzigen Fougère- und Chypre-Noten, verbindet sich jedoch mit anderen Elementen stets harmonisch, ohne den Charakter der Komposition einseitig zu dominieren. Patchouliöl, das schwül-erdig-holzig riecht, hat einen sehr dominierenden Duftcharakter. Im Zuge der steigenden Beliebtheit von Herren-Düften mit »Signalwirkung« stieg auch der Bedarf an Patchouliöl, das insbesondere bei holzigen Chypre-Noten, aber auch bei weiteren Interpretationen von Chypre eine unentbehrliche Rolle spielt. Etwas leichter sind die Herren-Richtungen, bei denen Vetiveröl den Ton angibt. Als herb-holzige Komponente verbindet sich Vetiver hervorragend mit frischen Elementen aus dem Chypre-Konzept.

CHYPRE LEDERIG: Dieser Duft stellt eine herb-rauchig gestaltete Interpretation des Chypre-Konzeptes dar, die aus dem Bereich der Damen-Parfums hervorgegangen ist.

CHYPRE KONIFERIG: Durch die Verwendung neuartiger holziger Riechstoffe und natürlicher Koniferen-Extrakte wurde diese Variation des Chypre-Konzeptes erst in den siebziger Jahren aktuell. Sie strahlt ein hohes Maß an Natürlichkeit aus und unterstreicht den sportlichen Akzent der in diesem Bereich angesiedelten maskulinen Chypre-Kreationen.

CHYPRE FRISCH: Die Frische der in diesem Segment anzutreffenden Düfte wird durch effektvolle Nanceure interessant forciert. Dieser Frische stehen im Fond ausgewählte Fixateure gegenüber, die zu einer kostbaren Ausstrahlung beitragen.

CHYPRE GRÜN: Die grünen Duftelemente dieser Chypre-Interpretationen erinnern an das Grün von Gras und jungem Laub. Sie sind – vor allem im Angeruch – von eher frischem Charakter, während sich im Fond grün-herbale Komponenten mit einem blumig gestalteten Bouquet oder mit holzig-moosigen Elementen verbinden. Sie sind mit langhaftenden Fixateuren ausgestattet und in ihrer Duftwirkung wesentlich anhaltender als die grün interpretierten Variationen des Citrus-Konzeptes.

Das Duftkonzept CITRUS und seine Interpretationen

CITRUS-Düfte gehören parfümhistorisch gesehen zu den ältesten Kreationen. Ursprünglich wurden sie in reinen Erfrischungswässern eingesetzt. Erst später, nachdem man sie durch anhaltendere Bouquets und Fixierungen weiterentwickelt hatte, gaben sie auch parfümhafteren Duftwässern ihren Charakter.

CITRUS BLUMIG: Die hier positionierten herb-frischen Duftrichtungen haben alle eine Eau-de-Cologne-Kopfnote und einen leicht männlich geprägten Fond, der mit einer zusätzlichen eleganten Blumigkeit versehen ist. Leichte Chypre-Töne unterstreichen in einigen Fällen den maskulinen Akzent, doch sind alle diese Düfte so leicht und spritzig, daß sie zugleich als Damen- und Herren-Noten charakterisiert werden können.

CITRUS FANTASIE: In diesem Bereich sind verschiedenartige Eau-de-Cologne-Richtungen positioniert, die sich durch sehr unterschiedliche, phantasievoll gestaltete Bouquetierungen auszeichnen. Entgegen der Absicht, zur Charakterisierung von Düften in den Genealogien nur geruchsbeschreibende Begriffe zu verwenden, wurde hier bewußt die Bezeichnung FANTASIE gewählt, weil damit der Duftcharakter dieser Interpretation des Chypre-Konzeptes am besten ausgedrückt werden kann.

CITRUS FRISCH: Hier stehen die ältesten klassischen Eau-de-Cologne-Richtungen, bei denen der Akzent auf der Frische liegt, sowie einige Entwicklungen aus heutiger Zeit, die mit Hilfe feinster Citrus-Qualitäten und moderner Riechstoffe diesem Thema neuen Schwung verleihen.

CITRUS GRÜN: Auch die in diesem Segment untergebrachten grün akzentuierten Citrus-Noten sind in ihrer Basis Eaux de Cologne, denen zur Belebung der Frische – auf der eindeutig die Betonung liegt – noch zusätzlich naturhaft-grüne bis strahlend-fruchtige Spitzen aufgesetzt wurden. Auf die Haftung wird bei diesen Düften erst in zweiter Linie Wert gelegt.

Welches Parfum für mich?

Duftpsychologie:
Ordnung für das Chaos der Gefühle

Ein ganz normaler Alltagsmorgen: Während der eine beim ersten Weckerton aus dem Bett springt, unter der Dusche laut pfeift, spontan nach dem frisch-blumig duftenden After-shave, dann nach dem modischen Anzug im hellen Bronzeton greift und beim Sturmschritt Richtung Straßenbahn dem Zeitungsmann sogar noch einen aufmunternden Schnack zuruft, grübelt der andere noch über den letzten Traum nach und sorgt sich um die Probleme des kommenden Tages. Dann wählt er ein Deo mit orientalischer Note und steht lange vor dem Kleiderschrank: »Ist heute der blaugraue Streifenschlips angebracht, oder soll ich mutig die bordeauxrote Karokrawatte nehmen?«

Frauen, die der zweiten Gruppe zuzurechnen sind, sehnen sich beim Blick auf die eigene Garderobe nach dem Modemut der Freundin und greifen beim nächsten Einkaufsbummel doch wieder zum klassischen Marinekostüm mit Silberbluse. Sie wählen wahrscheinlich einen orientalisch-blumigen Duft und fragen sich, warum die sonst so nette Kollegin im Büro ihnen immer wieder unangenehm riechende Chypre-Noten als besonders gut empfiehlt.

Zwei Menschentypen mit zwei verschiedenen Farbvorlieben, die zwei verschiedene Gruppen bilden. Psychologen sprechen von extravertiert (nach außen gerichtet) und introvertiert (zur Innerlichkeit neigend). Die Einteilung ist alt, korrekt, und – viel zu grob. Wie sich schon beim Vergleich verschiedener Kulturen und ihrer jeweiligen Duftvorlieben ergab, braucht der Parfumpsychologe mindestens vier Gruppen, um einigermaßen genaue Aussagen über die jeweiligen Träume und Wünsche der zugehörigen Personen machen zu können. Also wurden die Gruppen der Kontaktfreudigen und der Stillen noch einmal unterteilt. Die beiden zusätzlichen Kategorien:

– Menschen, die ihre Gefühle beherrschen und nicht als Miesepeter angesehen werden möchten (emotional stabil), und

– Menschen, die voller Lust weinen, wenn ihnen danach ist, aber auch die komische Seite einer Angelegenheit sehen, die andere ganz ernsthaft betrachten (emotional wechselseitig).

Warum die einen durch Standfestigkeit, Vernunft und Logik beeindrukken, die anderen durch ihre Begeisterungsfähigkeit Nachdenklichere mitreißen? Auch hier scheint das Limbische System schuld zu sein, das auf Reize von außen unterschiedlich reagiert – und zwar von Geburt an. Ästhetikpsychologe Dr. Joachim Mensing drückt das wissenschaftlich so aus: *Individuelle Differenzen führen Forscher in der Tradition des englischen Psychologen Hans-Jürgen Eysenck auf angeborene unterschiedliche neuronale Aktivierungsprozesse im Limbischen System und einer benachbarten Gehirnregion zurück. Einfacher ausgedrückt handelt es sich dabei um zentralnervöse Prozesse, die erblich bestimmt und durch ein individuell unterschiedliches Verhältnis von nervösen Erregungs- und Hemmungsprozessen gekennzeichnet sind.* Noch einfacher gesagt bedeutet das folgendes: Ob ein Mensch in tragischen Liebesfilmen ohne sich zu genieren schluchzt und bei Charly Chaplin ebenso begeistert lacht, oder ob er ein Happyend ebenso gelassen zur Kenntnis nimmt wie das heulende Elend einer am Filmende sitzengelassenen Braut – der eine wie der andere verdankt seine Reaktionen seinen Vorfahren. Der Umgang mit den eigenen Stimmungen wird von der ererbten Grundausstattung an Gefühlen bestimmt. Man kann sich selbst vielleicht zu etwas größerer Gelassenheit erziehen, wenn man in der Regel »emotional wechselseitig« reagiert. Man kann sich auch mehr Großzügigkeit den eigenen Stimmungsschwankungen gegenüber antrainieren – zu ändern ist das ererbte Temperament nicht. Man muß es hinnehmen, bei anderen wie bei sich selbst.

Die Unterscheidung in vier Persönlichkeitsprofile half den Experten bei der Suche nach einer Einteilung (und ermöglichte damit eine bessere Erkenntnis der menschlichen Gefühle, Wünsche und Sehnsüchte). Zufrieden waren sie nicht. Noch immer erschien ihnen das System zu simpel, um daraus wirklich brauchbare Schlüsse zu ziehen. Auch die Fragen der Parfumhersteller, die den Forschungsauftrag erteilt hatten, ließen sich damit noch nicht ausreichend beantworten. Die Hersteller wollten nämlich exakt wissen:

– Warum wählt zum Beispiel eine introvertierte Frau, der die Forscher doch die orientalischen Noten zugeordnet haben, in der Parfümerie statt des vorgeschlagenen Duftes ein Parfum aus der aldehydig-blumigen Gruppe?

– Weshalb nimmt der emotional stabile Mann nicht einen Chypre-Duft, wie vorausgesagt, sondern will stattdessen ein balsamisches Parfum?

– Wie sollen die Anbieter testen, wer zu welcher Gruppe gehört? Die Parfümerieverkäufer/innen können doch nicht alle psychologisch geschult

84

werden. Und selbst wenn man das täte, mehr als drei bis vier Düfte kann – von Ausnahmen einmal abgesehen – kein Mensch hintereinander unterscheiden und beurteilen. Gibt es da nicht eine Möglichkeit, nach der die Parfumverwender sich selbst testen können? Die einleuchtendsten Antworten auf diese Fragen fanden die Psychologen des Freiburger Institutes für angewandte Ästhetik.

Duftästhetik:
Schön ist nur, was glücklich macht

Die Wissenschaftler aus dem Bereich der psychologischen Ästhetikforschung beschäftigen sich mit der Frage, was wir aus welchen Gründen schön finden. Dazu gehören beispielsweise Fragen wie:

– Warum fühlt sich eine große Gruppe von Menschen in einem Wohnzimmer mit einem alten Bauernschrank wohler als zwischen modernen Plexiglasmöbeln? Und was verbindet diese Menschen miteinander? Was unterscheidet sie von jenen, die lieber im kahlen Loft als in einer gemütlichen Wohnung wohnen?

– Was bedeutet es, wenn wir die Rolling Stones aufregender finden als den französischen Komponisten Ravel? Haben die Liebhaber von Pop-Musik auch auf anderen Gebieten ähnliche Ansichten? Fühlen alle Liebhaber von klassischer Musik gleich?

– Weshalb haben die einen so oft Lust auf die neueste Trendmode, während die anderen am liebsten jeden Tag in Latzhosen und Grobstrickpullover zur Arbeit gehen? Unterscheidet sich der Lebensstil beider Gruppen wirklich grundsätzlich? Ändert er sich beim Älterwerden?

Wie immer auch die Antworten auf all diese Fragen lauten, eines steht fest: Immer entscheidet das Gefühl – also wieder einmal das Limbische System –, was gefällt und was abstößt. Wohnzimmermöbel und Musikkassetten, Winterpullover und Frühlingsparfums, die Bilder an der Bürowand und die Vorhänge im Schlafzimmer werden nach denselben Kriterien ausgesucht:

– Sie müssen spontan gefallen, und der Verstand darf keine gewichtigen Einwände gegen den Kauf einwerfen (emotionaler Bereich).

– Sie sollen demonstrieren, was für einen guten Geschmack wir haben (angestrebter Lebensstil).

– Sie sollen zu unserem derzeitigen Leben, zu unserem Alter und unserem Geschlecht passen.

Jugendliche haben zumindest mit den letzten zwei Punkten ihre Probleme: Einerseits wissen sie noch gar nicht genau, was sie gern darstellen wollen. Andererseits schwanken sie zwischen Extremen. Ist heute der existentialistische Dunkeldress angesagt – dazu Zimmerwände schwarz wie ein Sarg und ein nostalgischer Duft – so soll es morgen vielleicht ein Outfit in poppigen Farben sein, ein Loft in Schneeweiß und ein frisches Parfum. Was gerade in ist, hängt genauso von der eigenen Stimmung ab wie vom Vorbild in der Clique. Kaufen sich die Vorbilder stets das neueste Produkt, so wollen auch die Trendfolger nicht durch ein veraltetes Parfum zu Outsidern werden. Erst im Laufe des Erwachsenwerdens – Skeptiker behaupten, dieser Prozeß sei allenfalls mit dreißig Jahren einigermaßen abgeschlossen – findet jeder den Lebensstil, der ihm am meisten liegt.

Ist sich die betreffende Person vielleicht auch nur unbewußt über den angestrebten Lebensstil klar, so muß ein ästhetisches Produkt alle drei Bereiche abdecken. Erst dann erfüllt den Käufer Zufriedenheit – selbst wenn er mehr Geld ausgegeben hat als ursprünglich vorgesehen. Für Parfums – und in abgemilderter Form auch für andere Produkte aus dem ästhetischen Bereich – gilt jedoch: Wichtiger als der angestrebte Lebensstil und die herrschende Situation ist immer das Gefühl. Sagt es spontan »ja« zu einem Duft, und werden mit dem Duft Sehnsüchte aus wenigstens einem anderen Bereich erfüllt, war der Kauf nicht vergebens. Er weckt zwar nicht gerade Begeisterung, wird aber akzeptiert. Zumindest als »interessant« definieren Frauen Düfte, die nur altersmäßig und vom Anlaß her zu ihnen passen sowie ihrem Stil entsprechen – selbst wenn das Gefühl kalt bleibt. Ohne Chance sind jene Parfums, die allenfalls dem Anlaß entsprechen, jedoch weder Gefühle wecken noch die Lebensstil-Träume erfüllen.

Duftfarben:
Welches Parfum für welche Stimmungstendenz?

So weit war den Psychologen alles klar. Wie aber verarbeitet man diese Erkenntnis in einem Test, den jeder Verbraucher selbst machen kann, Frauen
so gut wie Männer? Junge Menschen so gut wie ältere Menschen? Die beste Möglichkeit bietet, so stellte sich nach detaillierten Untersuchungen
heraus, ein Farbtest.

Schon lange ist bekannt, daß jeder Mensch bestimmte farbliche Vorlieben
hat. Das hat keineswegs immer etwas mit seiner Kleidung zu tun. Welcher
Mann kann schon in einem feuerroten Anzug und mit einem orangefarbe-
nem Hemd angetan unter die kritischen Augen der Kollegen treten? Allenfalls avantgardistische Werbeleute dürfen sich das inzwischen leisten.
Und welche Karrierefrau wagt sich in einem purpur-violetten Dress zur
Konferenz? Keine von denen jedenfalls, die den Spruch über Lila als
»letzten Versuch« kennen. Und die Frauen tun dies selbst dann nicht,
wenn ihnen diese Farbe gefühlsmäßig genauso zusagt wie dem Mann die
Kombination feuerrot-orange.

Farben aktivieren das Limbische System. Direkt und ohne große Um-
wege über die kritischen grauen Zellen weiß jeder Mensch: Grün gefällt
mir besser als Blau. Oder: Braun kann ich nicht leiden. Oder: Schwarz
wird nie »meine« Farbe werden. Zu den einzelnen Farben ist folgendes zu
sagen:

- Rot gilt bei allen Völkern als eine aktive, aggressive und aufregende
  Farbe. Rot symbolisiert die Liebe wie die Macht der Herrschenden.
- Schwarz wird in der westlichen Welt oft mit Trauer in Verbindung ge-
  bracht, Weiß mit Unschuld. In China zum Beispiel ist das anders. Dort
  denken die Menschen beim Anblick von Weiß an den Tod. Weiß ist die
  typische Begräbnisfarbe.
- Grün und Natur gehören zusammen. Männer aus Shanghei empfinden
  Grün als ebenso beruhigend wie z. B. Frauen aus Stockholm. In
  Deutschland hat die Hoffnung eine sprichwörtlich grüne Farbe.
- Gelb steht für Wärme, Selbstbewußtsein, Eigensinn. In europäischen
  Kulturen wurde es früher auch mit Neid und Bosheit identifiziert. Der
  Verräter Judas trägt auf mittelalterlichen Bildern immer ein gelbes Ge-
  wand, und den schwarzen Teufel umschwebt stets ein Hauch von Schwe-
  felgelb. Doch seit die Kirchen ihren dominierenden Einfluß verloren
  haben, verliert diese Farbe ihr Negativimage.

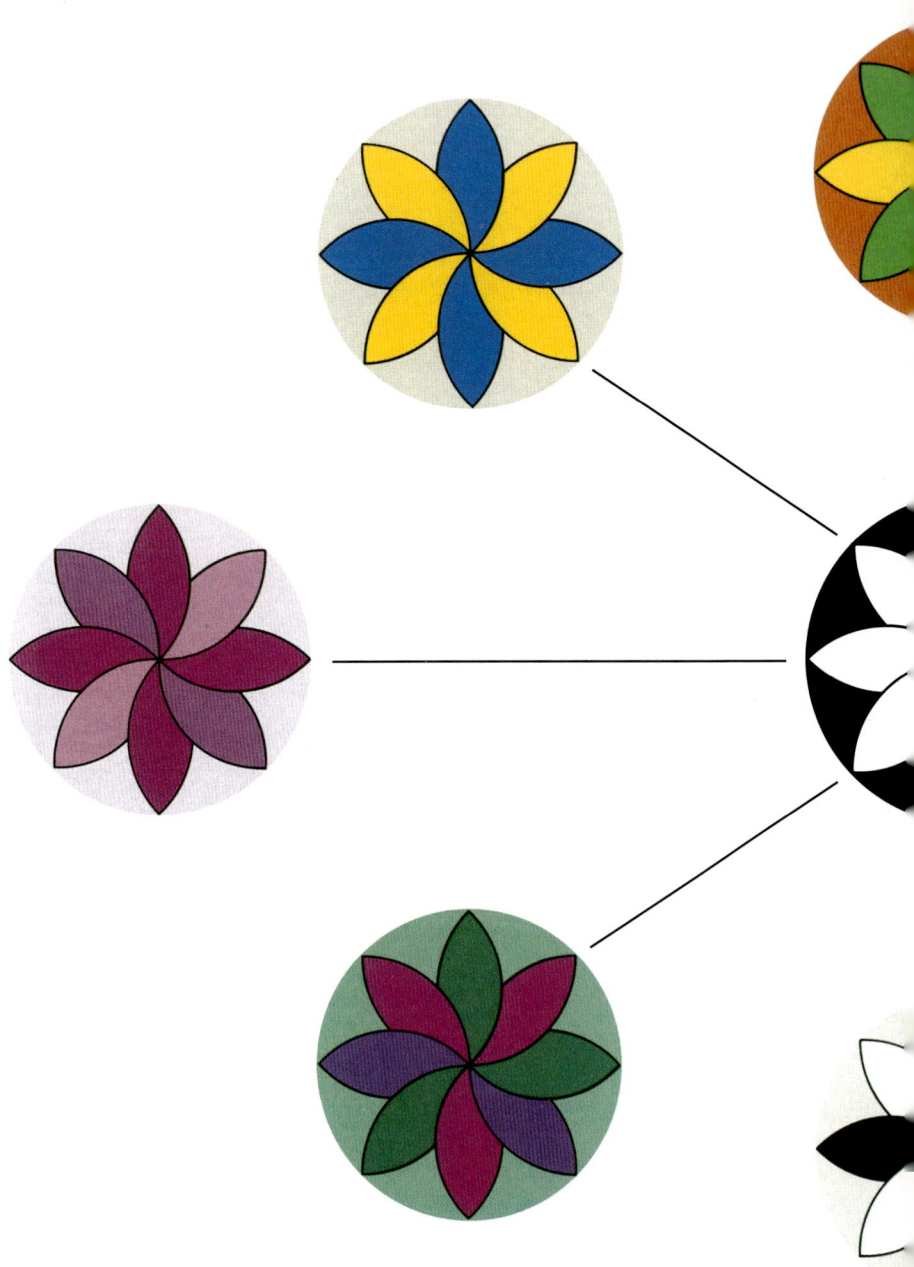

Ästhetikforscher entwickelten aus den Erkenntnissen der Farbpsychologie acht verschiedene Farbkombinationen in Form von Rosetten.

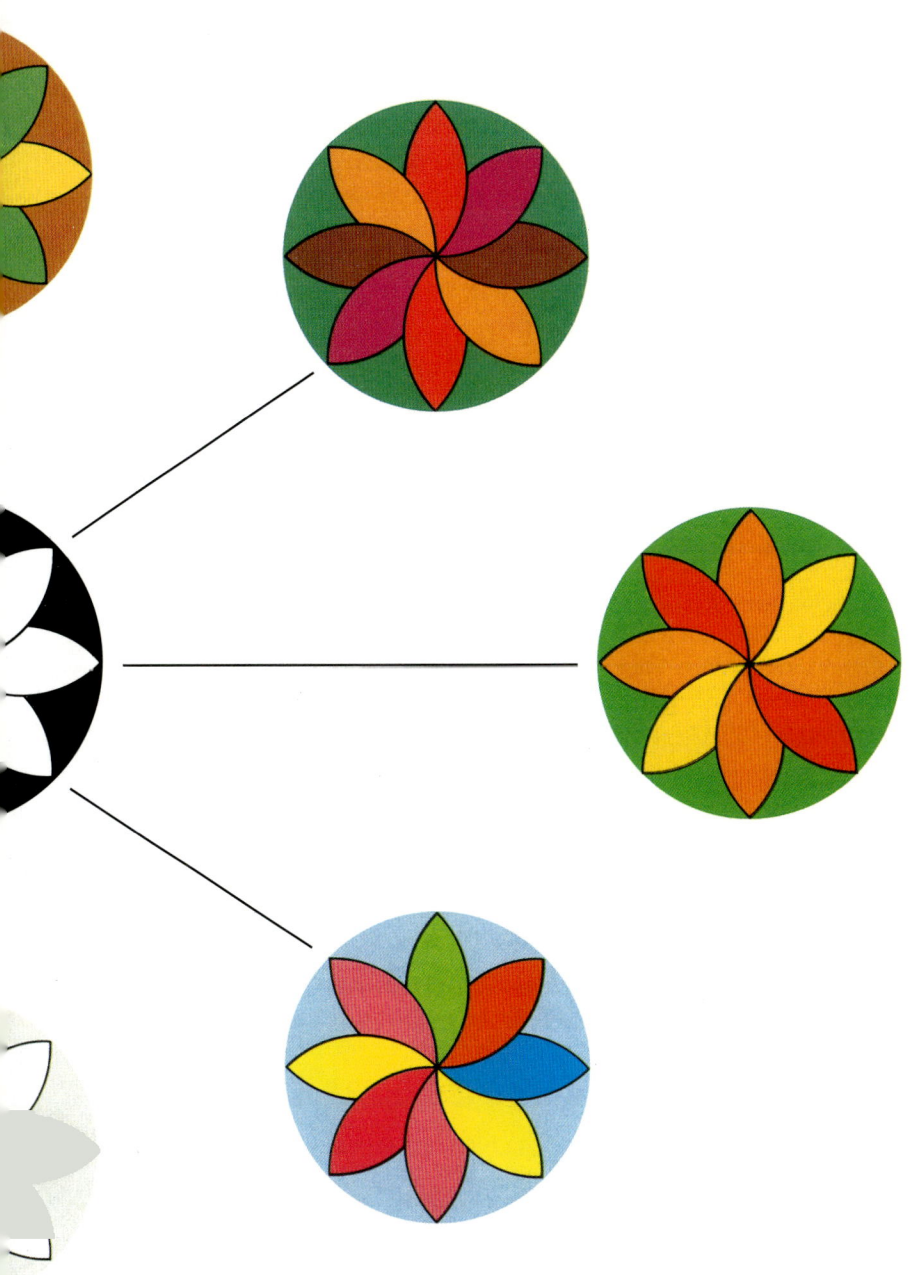

– Blau wird auf der ganzen Erde als wohltuend empfunden. Bei uns gilt es als die Farbe der Treue, Beständigkeit und Mäßigkeit.

Natürlich reichen diese »Urfarben«, die Farben der Morgenröte und der Mittagssonne, die Farben des grünen Laubes und des blauen Himmels, die Farbe der Nacht und die Farbe der weißen Sommerwolken, nicht aus, um etwas so Vielschichtiges und Persönliches wie die menschlichen Gefühle abzudecken. Deshalb entwickelten die Ästhetikforscher aus den Erkenntnissen der Farbpsychologie acht verschiedene, höchst differenzierte Farbkombinationen in Form von bunten Rosetten (s. S. 88f). Diese Rosetten wurden sehr vielen Frauen vorgelegt. Dabei stellte sich – wie erwartet – heraus, daß Frauen, die dieselben Farbkombinationen wählen, sich auch bei der Entscheidung für bestimmte Düfte, Lebensstile, Modetrends und Wohnungseinrichtungen einig waren. So konnten die Wissenschaftler festlegen, welcher Frauentyp am liebsten welche Rosette und welches Parfum wählt:

– Parfumverwenderinnen mit einer extravertierten Stimmungstendenz mögen am liebsten frisch-blumige Noten: Wer offen auf andere zugeht, die Ferien lieber in einem Clubdorf verbringt als sich in einem Meditationszentrum mit dem eigenen Innenleben zu beschäftigen, braucht auch beim Duft Offenheit und Fröhlichkeit.

– Frauen, die eher introvertiert sind, greifen lieber nach orientalischen Noten. Wer die abendliche Lektüre eines Psychologiebuches einer wilden Party mit lauter Unbekannten vorzieht, wer lieber lange Gespräche mit Freunden führt als nach der Arbeit noch einen »Zug durch die Gemeinde« zu machen, wünscht sich auch vom Parfum, daß es eine träumerische Stimmung herbeizaubern möge.

– Emotional wechselseitige Parfumkäuferinnen greifen zu blumig-aldehydig-pudrigen Noten: Wer im Leben aufs Ganze geht, ein feuchtfröhliches Silvesterfest mit allen Freunden ebenso genießt wie einen melancholischen Nebelabend am Meer, sucht beim Duft ebenfalls einen gefühlsmäßigen Kick.

Eigentlich müßten in dieser Aufzählung jetzt die emotional stabilen Parfumverwenderinnen und ihre Duftvorlieben erwähnt werden, jene Frauen, die die Welt am liebsten aus einem gewissen Abstand heraus betrachten, damit sie auf alle Anforderungen des Schicksals richtig reagieren können. Doch die Duftforscher stellten fest: Solche Frauen gibt es eigentlich gar nicht. Zwar streben »eine ganze Reihe von Menschen«, so erklärt Dr. Mensing, »eine rein stabile emotionale Haltung an, aber als länger anhaltender Zustand kann diese Haltung nicht realisiert werden«. Pech oder Glück für die Menschen – die totale seelische Ausgeglichenheit findet der eine oder andere vielleicht für einige Zeit im Kloster oder in einem buddhistischen Meditationszentrum. Auf die Dauer ist das Leben offensichtlich zu aufregend, um gelassen betrachtet werden zu können. Doch in anderen ästhetischen Bereichen spielt die von den Ästhetikforschern entwickelte gelb-grün-braune Farbrosette noch eine Rolle.

Doch neben den drei vertretenen Extremtypen – extra- und introvertiert sowie emotional wechselseitig – gibt es natürlich viele Frauen, die sowohl die eine wie die andere Stimmungstendenz verspüren:

– Die emotional wechselseitige Parfumverwenderin mit extravertierter Stimmungstendenz wählt blumig-fruchtige Noten: Wer als Erbteil von den Vorfahren neben der Aufgeschlossenheit für alles Neue und Kontaktfreude auch noch den Hang zur Versenkung in die eigenen Gefühle mitbekommen hat, wird von einer Mischung aus sanften Blumen mit einem aromatischen Pflanzenduft besonders angesprochen.

– Frauen mit einem emotional wechselseitigen Temperament aber introvertierter Stimmungstendenz haben ein Bedürfnis nach dem Duft orientalisch-blumiger Noten: Wer lieber über die eigenen Gefühle (oder die Stimmung des Partners) nachdenkt als sich durch einen aufregenden Film von diesen Gedanken ablenken zu lassen, genießt auch beim Duft die Mischung aus Exotik und Blütengeruch.

– Emotional stabile Parfumverwenderinnen mit extravertierter Stimmungstendenz werden mit Chypre-Noten am glücklichsten: Wer sein Bemühen um Ausgeglichenheit mit der Freude am Kennenlernen neuer Freunde verbindet, wer von den Kollegen der ruhigen Weisheit wegen als »Klagemauer« geschätzt und des Organisationstalents für Feste und Vereine wegen geliebt wird, unterstreicht das gern durch eine Duftmischung, die aus einer frischen Bergamott-Kopfnote und einem warmem Eichenmoos- oder Patchouli-Fond besteht.

– Frauen mit emotional stabilem Temperament und introvertierter Stimmungstendenz haben ein starkes Bedürfnis nach dem Duft von aldehydig-blumigen, balsamischen Noten: Wer gut mit sich allein sein kann, seine Ferien gern beim ein- oder zweisamen Alpenklettern verbringt oder von langen Segelturns über den Atlantik träumt, liebt auch das Strahlende der Aldehydnoten im Zusammenklang mit den balsamischen Düften, die weich und warm sind.

Parfumtest für Frauen:
Suche dir deine Rosette, und du kennst dein Parfum

Bevor der Weg in die nächste Parfümerie angetreten wird, um dort lustvoll an verschiedenen Duftstreifen zu riechen, steht die Beschäftigung mit dem eigenen Seelenleben auf dem Programm. Der Rosetten-Farbtest für Frauen (s. S. 88 f) und der Farbtest mit den geometrischen Mustern für Männer (s. S. 108 f) bieten Spaß und haben einen praktischen Nutzen. Jeder kann den Test auffassen, wie er möchte, denn im Gegensatz etwa zu Eignungstests vor einer Einstellung braucht man zu ihrer Bewältigung nicht einmal große Konzentration. Ein Blick auf die verschiedenen Farbkombinationen genügt. Dann kann sofort und spontan entschieden werden: Diese Rosette oder dieses geometrische Muster gefällt mir am besten! Gleichgültig, welche Rosette oder welches geometrische Farbmuster ausgesucht wird – die Auswahl an Parfums innerhalb der damit entdeckten persönlichen Duftrichtung ist immer riesengroß. Ob frisch-blumig, blumig-aldehydig-pudrig oder doch vielleicht blumig-fruchtig – anhand des Parfum-Stammbaumes, der am Schluß dieses Buches eingelegt wurde, kann leicht festgestellt werden, welche Duftrichtung als erstes beschnuppert werden sollte.

Allerdings: Nicht alle Frauen und Männer finden auf Anhieb die eine Farbmischung, die ihnen wirklich gefällt. Was dann? In diesem Fall gibt es zwei Möglichkeiten:
a) Lassen Sie sich nicht durch einen selbst auferlegten Zwang zur Eindeutigkeit irritieren. Auch so differenzierte Farbbilder, wie sie hier geboten werden, können natürlich nicht alle Variationen der menschlichen Psyche abdecken. Wählen Sie einfach zwei Farbbilder, die beiden, die Ihnen am besten gefallen. Beim Nachlesen der dazugehörigen Persönlichkeitsprofile werden Sie feststellen: Die Ihnen gebotene Parfumauswahl ist größer als bei vielen anderen Menschen. Zu Ihnen passen Kompositionen aus der einen wie der anderen Duftgruppe, aber auch Parfums, die aufgrund ihrer komplexen Ausstrahlung nicht präzise in eine Familie in der Genealogie einzuordnen sind, sondern wie ein Grenzstein in zwei Familien hineinragen: sehr frisch, aber gleichzeitig ein bißchen blumig z. B. oder sehr blumig-animalisch mit einer Tendenz zum Fruchtigen.
b) Falls Sie keines der angebotenen Muster auf Anhieb gut finden, so ist das auch kein Problem. Spielen Sie weiter – beschreiten Sie einen ganz neuen Weg. Wer keine der Farbkombinationen wirklich mag, sucht erst einmal diejenige aus, die ihm am wenigsten gefällt. Von den Farbbildern,

die übrig bleiben, wird wieder eines aus dem Rennen geworfen und so weiter. Die letzte Rosette oder das geometrische Muster, das als am wenigsten unangenehm empfunden wird, gibt dann die richtige Richtung an.

Nun zu den einzelnen Persönlichkeitsprofilen und Duftrichtungen.

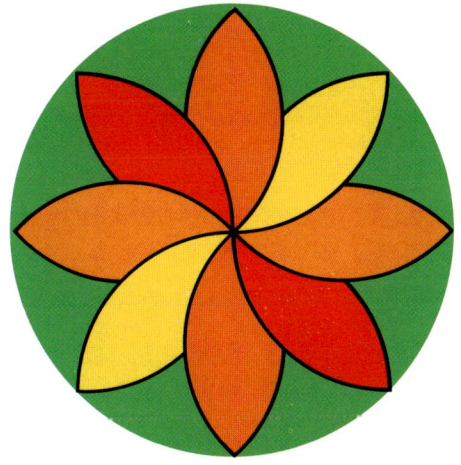

Frauen, die diese Farbrosette wählen, gehören zu den extravertierten Menschen und haben ein Bedürfnis nach frischblumigen Düften.
Ihr Persönlichkeitsprofil:
Es muß etwas los sein, damit diesen Frauen das Leben Spaß macht, und wenn von anderen nichts geboten wird, dann organisieren sie selbst etwas – ein Fest, eine Fahrradrallye für die Freunde oder einen gemütlichen Weinabend für die Kolleginnen. Angst, daß das nicht immer zu schaffen ist, haben sie nur selten, denn ihre Grundeinstellung ist optimistisch und lebensbejahend. Natürlich gibt es auch in ihrem Leben schwierige Phasen, Rückschläge oder Verluste, aber dann wird nicht lange geklagt, sondern der ganze Mut zusammengerafft und das Beste aus den schlechten Umständen gemacht. Auf diese Weise lassen sich auch unangenehme Situationen überwinden. Das wissen extravertierte Frauen aus Erfahrung.

Ihr Traumberuf – falls sie einmal träumen und nicht von vornherein alles tun, um Träume zu verwirklichen – bietet Abwechslung, selbständiges Arbeiten und viele Reisen. Zuhause bleiben und sich nur um den Partner, die Kinder und das Heim kümmern? Das liegt den Frauen dieser Gruppe nicht. Sie brauchen zum Glück den beruflichen Erfolg, und wenn sie dabei Karriere machen – um so besser. Die traditionelle Frauenrolle des abhängigen, anschmiegsamen Heimchens am Herd lehnen sie ab. Der Lebensstil, den sie anstreben, zeigt, daß sie Ansprüche stellen.

Ihre Wohnung ist klar und zweckmäßig eingerichtet. Sie ist schließlich zum Abschalten da und nicht als Fluchtburg vor der bösen Welt gedacht. Überflüssiger Schnickschnack würde nur stören. Extravertierte Parfumverwenderinnen verteilen sich auf alle Altersgruppen.

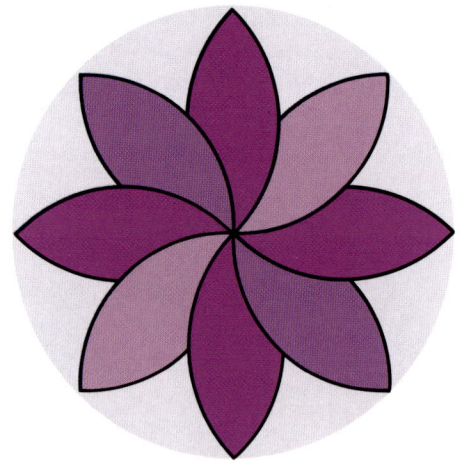

Frauen, die diese Farbrosette am schönsten finden, gehören zu den introvertierten Menschen. Ihre Duftwünsche werden am besten durch Parfums mit orientalischer Note befriedigt.

Ihr Persönlichkeitsprofil: Während andere ausgehen und sich amüsieren, denken introvertierte Frauen über sich und ihre Umwelt nach. Das, so glauben sie, ist wichtiger als ständig Ablenkung zu suchen. Parfumverwenderinnen dieser Gruppe haben nichts gegen das Alleinsein. Es tut ihnen sogar gut, da sie sich oft nach Ruhe sehnen. Ihre individuelle Entfaltung ist ihnen wichtig, und wenn sie die Wahl zwischen einem Lyrikkurs und einer Gruppenreise an die Costa del Sol hätten, dann würden sie sich wahrscheinlich für die Gedichte entscheiden. Das Urteil der Mitmenschen ist ihnen verhältnismäßig gleichgültig. Diese Frauen lassen sich nicht zu etwas zwingen, das den eigenen Gefühlen widerspricht. Lieber nehmen die Jüngeren unter ihnen einen großen Familienkrach in Kauf als elterlichen Vorschriften zu folgen, die sie für nicht berechtigt halten: Wenn die Brüder bis nachts um zwölf wegbleiben dürfen, warum soll die Tochter dann um zehn zu Hause sein? Da spielt die introvertierte Frau nicht mit.

Wer sie verletzt, muß damit rechnen, daß die Frauen aus dieser Gruppe sich blitzschnell in ihr privates Schneckenhaus zurückziehen. Darauf verlassen, daß sie auch dort bleiben, können sich andere allerdings nicht. Wenn sie sich in ihrer Individualität bedroht fühlen, dann werden sie ihr Recht auf die eigenen Vorstellungen selbstbewußt vertreten. In solchen Fällen bekommen auch Autoritätspersonen, gleichgültig ob Eltern, Chefs oder Staatsdiener, sehr deutlich zu hören, was diesen Frauen nicht paßt. Oft sind sie so schlagfertig, daß den anderen nichts mehr einfällt.

Bei der Wahl des Lebensstils entscheiden sich Introvertierte für die individuellste Möglichkeit, die sich ihnen bietet. Ob es um Mode geht oder um die Wohnungseinrichtung – auf gar keinen Fall wollen sie bürgerlich oder gar spießig wirken. Parfumverwenderinnen, die diesen alternativen Lebensstil pflegen, sind entweder jung oder sie werden im Vergleich mit ihren Altersgenossinnen als wesentlich jünger geschätzt.

Frauen, denen diese schwarz-weiße Rosette am meisten entspricht, werden als emotional wechselseitig eingestuft. Diese Frauen erleben die eigenen Stimmungsschwankungen als normal und gut. Ihre Duftwünsche erfüllen Parfums, die blumig-aldehydig und pudrig sind.

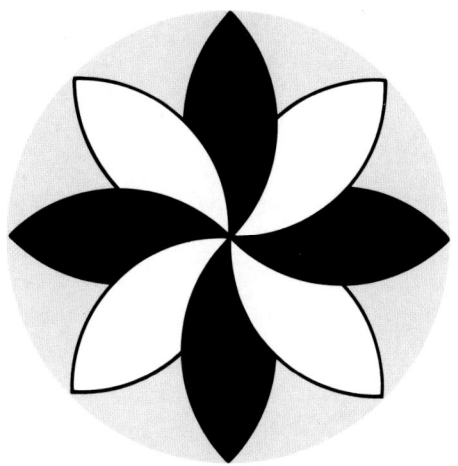

Ihr Persönlichkeitsprofil:
Menschen, die das Leben in erster Linie nüchtern und rational betrachten, werden von Frauen mit einem emotional wechselseitigen Temperament abgelehnt. Sich selbst halten sie für feinfühliger und sensibler als den Durchschnitt der Zeitgenossen. Deshalb finden sie es selbstverständlich, daß sie oft über den Verlust geliebter Personen nachdenken: »Was wäre, wenn mein Freund mich verließe?«, fragen sie sich. Mit einer solchen Überlegung bereiten sie sich selbst auf die Enttäuschung vor – in der Hoffnung, daß diese nie eintrifft. Ihre Stimmungen und Gefühle sind für sie wichtiger als rein logische Entscheidungen, und wenn sie etwas »aus dem Bauch heraus« richtig finden, kann der Verstandesmensch sich seine Argumente sparen. Sie werden nicht akzeptiert. In Gesellschaft halten sich die Frauen aus dieser Gruppe lieber zurück: »Nur nicht aufdrängen«, heißt ihr Grundsatz. Wenn sie dann mal allein bleiben, ziehen sie sich in ihre Träume zurück. Es macht nichts, falls die nicht in Erfüllung gehen. Wenn die Realität nun mal nicht so ist, wie sie sein sollte, dann strengen sie ihre Phantasie an. Mit deren Hilfe werden Probleme so umgedeutet, daß sie damit fertig werden können.

Frauen mit einem emotional wechselseitigen Temperament trennen sich nur ungern von alten Dingen. In ihrer Wohnung gibt es viele Erinnerungsstücke, die ihnen ans Herz gewachsen sind. Ganz anders reagieren diese Frauen, wenn es um Mode geht: Sie wissen über alle neuen Trends Bescheid und machen sie mit, soweit sie können. Das Wissen, modisch richtig angezogen zu sein, schenkt ihnen ein Gefühl von Sicherheit, und das Verkleiden, das Ausprobieren neuer modischer Möglichkeiten bereitet ihnen Spaß. In dieser Gruppe der Verwenderinnen von blumig-aldehydigen und pudrigen Noten sind die jüngeren Frauen am stärksten vertreten.

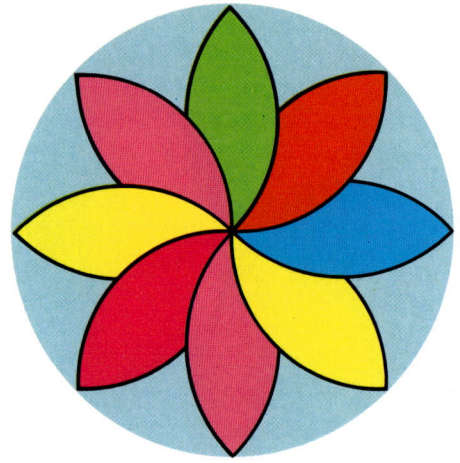

Frauen, die sich für diese Rosette entscheiden, werden von den Psychologen als emotional wechselseitig mit extravertierter Stimmungstendenz eingestuft. Sie bevorzugen blumig-fruchtige Parfumnoten.

Ihr Persönlichkeitsprofil: Emotional wechselseitige Frauen mit extravertierter Stimmungstendenz lieben einen trubeligen Urlaub, in dem ständig etwas los ist. Sie genießen aber auch ein Wochenende in einem einsamen Landgasthof, vor dem sich Fuchs und Hase gute Nacht sagen. Das Leben ist schön, so meinen sie, weil es so vielfältig ist. Und zeigt es mal seine dunklen Seiten, muß man genau hingucken: Vielleicht haben die ja auch etwas Gutes zu bieten.

Auch wenn ihnen nicht danach ist, verlangen diese Frauen von sich selbst, daß man sich nicht gehenläßt. Zumindest anderen gegenüber wollen sie Optimismus und Lebensfreude zeigen. Dabei sind sie sehr viel verletzbarer als andere meist annehmen. Die anderen können nicht viel für ihre Fehleinschätzung, denn diese Parfumverwenderinnen verbergen ihre Gefühle vor den Mitmenschen. Geht es ihnen nicht gut, fühlen sie sich benachteiligt oder beleidigt, versuchen sie so schnell wie möglich darüber hinwegzukommen. Deshalb gehen sie Bekannten, die sich gehenlassen, oft über ihre Leiden reden oder einfach nur farblos und langweilig sind, möglichst aus dem Weg. Andere Menschen bezeichnen sie aus diesem Grund manchmal als verspielt.

In der Regel versuchen sie, sich selbst zu verwöhnen. Ihr Motto: »Man lebt nur einmal, und deshalb sollte man versuchen, sich so viele Wünsche wie möglich zu erfüllen.« Alles Kleinliche ist ihnen zuwider, und wenn sie große Probleme haben, verlassen sie sich bei der Suche nach Lösungen mehr auf ihren Instinkt, mehr auf das Gefühl als auf den Verstand. Der Lebensstil, den sie anstreben, läßt reichlich Platz zur Improvisation. Einer neuen Waschmaschine wegen ins Kaufhaus gehen und mit einem bildschönen Teppich zurückkommen? Die Liebhaberinnen von blumig-fruchtigen Noten finden das absolut in Ordnung. Unter jungen Frauen gibt es mehr Parfumverwenderinnen aus dieser Gruppe als unter den älteren.

Frauen, die diese Farbrosette wählen, werden von den Äs- thetikpsychologen als emotio- nal wechselseitig mit introver- tierter Stimmungstendenz be- zeichnet. Die Parfums, die sie bevorzugen, kommen aus dem Bereich der orientalisch- blumigen Noten.

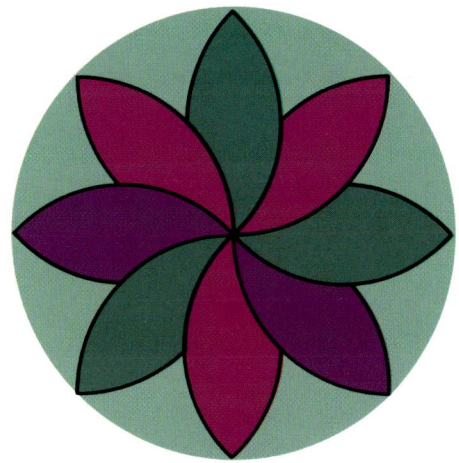

Ihr Persönlichkeitsprofil: Unruhe finden die Frauen aus dieser Gruppe schrecklich, Hektik liegt ihnen nicht, und »dynamisch« wollen sie auch nicht unbedingt sein. Am wohlsten fühlen sie sich, wenn ihr Leben geordnet, ruhig und in sicheren Bahnen verläuft. Ein neuer Job, weil der alte zu langweilig geworden ist? Umzug in eine andere Stadt, weil der Partner dort bessere Karrieremög- lichkeiten hätte? Statt der alten Couchgarnitur eine moderne Sessel- gruppe im Wohnzimmer? Lieber nicht.

Diese Frauen haben gern Menschen um sich, die sie schützen und ihnen einen Ratschlag erteilen, wenn sie Probleme haben. Sie hören auch auf eventuelle Anregungen, aber nur solange die anderen den eigenen Le- bensrhythmus nicht stören. Gibt es Konflikte, versuchen diese Frauen zu- nächst auszuweichen. Ob es sich um die Schwierigkeiten der Kinder in der Schule handelt, um Differenzen mit dem Ehemann oder um den Ärger mit einem Vorgesetzten – nur im Notfall suchen sie selbst nach einer Lö- sung des Problems. Wozu gibt es Fachleute wie Schulpsychologen, Ehebe- rater und Betriebsräte? Sie sollen eine Lösung erarbeiten, damit die Frauen aus dieser Gruppe lautem Streit und Geschrei aus dem Weg gehen können.

Der angestrebte Lebensstil erfordert einen soliden finanziellen Hinter- grund, der als selbstverständlich angesehen wird. Wenn sich die Frauen ih- ren Unterhalt selbst verdienen müssen, gehen sie mit dem Geld sparsam um. Nicht aus Geiz, sondern weil sie sich lieber einmal im Jahr etwas Kost- bares kaufen als sich täglich mit einer Kleinigkeit zu verwöhnen. Die Woh- nung soll gemütlich und bequem sein. Das ist ihnen wichtiger als eine Ein- richtung nach dem neuesten Möbeltrend. Sport finden sie gut, solange er nicht in Anstrengung ausartet. Diese Parfumverwenderinnen mit der Vor- liebe für orientalisch-blumige Noten finden sich in allen Altersgruppen.

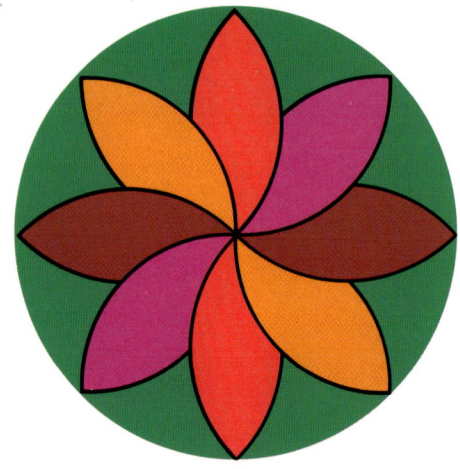

Frauen mit einer ausgeprägten Vorliebe für diese Rosette gehören zu den emotional stabilen Menschen mit extravertierter Stimmungstendenz. Sie verwenden am liebsten Parfums mit Chypre-Noten.
Ihr Persönlichkeitsprofil: Werden die Frauen dieser Gruppe gefragt, wie sie sich selbst charakterisieren würden, so antworten sie: »Harmonisch und ausgeglichen.« Mit sich und ihrem Leben sind sie ziemlich zufrieden, und deshalb fühlen sie sich auch selten unglücklich oder bedrückt. Falls eine Frau das Sprichwort erfand *Wer auf sein Glück baut, hat auf Sand gebaut.*, dann war es eine aus dieser Gruppe. Sie vertrauen ihrer eigenen Stärke. Gibt es Probleme im Privatleben oder im Beruf, fragen sie nicht lange andere um Rat. Sie suchen selbst nach einer möglichst praktischen und unkomplizierten Lösung. Der Tatsache, daß sie so oft auch eine finden, verdanken sie einen großen Teil ihres Selbstbewußtseins.

Andere Menschen – besonders in ihrem Privatbereich – interessieren diese Frauen sehr. Da sie liebenswert, warm und stark wirken, selbst fast nie bedrückt zu sein scheinen, werden sie von Freunden und Bekannten oft um Rat gefragt – selten umsonst, denn sie helfen tatkräftig, wo Not an der Frau ist. Auch ihr soziales Engagement ist groß.

Was den angestrebten Lebensstil betrifft, so geht es diesen Frauen immer um Qualität. Ob ihre Kleidung dem allerneuesten Trend entspricht, ist ihnen nicht so wichtig. Wenn sie in den Spiegel sehen, reicht ihnen das Gefühl, daß sie gepflegt und dem jeweiligen Anlaß entsprechend angezogen sind. Genauso denken sie, wenn sie eine Wohnung einrichten: Sie kaufen lieber einen erstklassigen Eßtisch mit stabilen Stühlen als drei flippige Designer-Beistelltischchen für das Wohnzimmer. Die machen vielleicht mehr Eindruck, aber was nützt das, wenn sie nichts aushalten? Dann war der Kauf Geldverschwendung. Die meisten der emotional stabilen und extravertierten Parfumverwenderinnen sind nicht mehr ganz jung.

Frauen, die sich für die klare Gelb-Blau-Rosette entschieden haben, sind emotional stabil mit einer Tendenz zu introvertierten Stimmungen. Sie bevorzugen Düfte mit aldehydig-blumigen, balsamischen Noten.

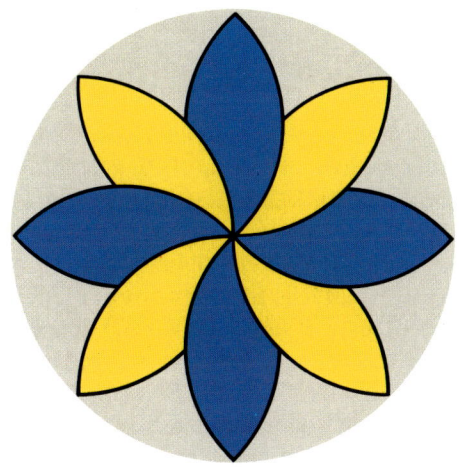

Ihr Persönlichkeitsprofil:
Ein gutes Gleichgewicht der Gefühle wäre ihr Ideal, doch mit der Kontrolle der Emotionen klappt es nicht immer. Während sich die emotional stabile, aber leicht introvertierte Frau um Gelassenheit und eine heitere Ausstrahlung bemüht, spürt sie, daß unter der ruhigen Oberfläche zumindest kleine (Gefühls-)Vulkane angesiedelt sind, die gern mal ausbrechen würden. Deshalb genügt den meisten emotional stabilen Introvertierten der eine Parfumbereich, der sich aus der Wahl der Gelb-Blau-Rosette ergibt, nicht. Da suchen noch andere Sehnsüchte nach Erfüllung. Diese Frauen greifen auch oft gerne zu den Düften, die blumig-aldehydig und pudrig sind, also Düfte, die typisch für die Wählerinnen der schwarz-weißen Rosette sind. Die emotional stabilen Introvertierten kennen das Auf und Ab des Lebens: Oft wenn sie gerade ihren ruhenden Pol gefunden hatten, passierte etwas, das sie durcheinanderbrachte. Das ist allerdings bei ihren Wünschen ans Leben auch kein Wunder.

Wer zu dieser Gruppe gehört, zieht sich nicht still in den Kreis der Familie zurück, um das feindliche Leben draußen toben zu lassen. Diese Frauen wollen auch neue Kontakte knüpfen, anderen zeigen, was sie sind und haben. Dabei haben sie viel zu bieten, denn mit ihrem Lebensstil streben sie nach dem Besonderen, dem Individuellen und Kostbaren: Individuelle Ferien an der Loire, in denen man die Schlösser besichtigen und die Weine kosten kann, passen besser in ihr Lebenskonzept als eine Großgruppenreise zu einem Rockkonzert. In Bezug auf Mode sind sie anspruchsvoll: Sie wollen elegant sein. Die Betonung ihres individuellen Stils ist ihnen dabei wichtiger als der letzte Schrei. Lieber kaufen sie ein edles Kostüm aus Kaschmir als mehrere billige Blusen. In der Regel sind die Parfumverwenderinnen aus dieser Gruppe nicht mehr ganz jung.

Herrendüfte:
Der Mann der Neunziger bekennt sich zum Parfum

Alle Männer sind eitel, besonders jene, die es nicht zugeben. Sean Connery weiß, wovon er spricht. 007, der Star der schönsten James-Bond-Filme, mimte einen Mann, der nach Bewunderung gierig war. Von den Frauen, vom Chef, ja sogar von den jeweiligen Gegnern holte er sich seine Streicheleinheiten. Der alleinige Einsatz von Intelligenz und körperlicher Kraft konnte die Erfolge von 007 nicht so recht erklären, und so erhob ihn der Regisseur auch zum Vorbild aller gepflegten Männer. James Bond unrasiert, dreckig und nach Schweiß statt nach einem teuren Rasierwasser riechend? Das ist schwer vorstellbar, obwohl in den sechziger Jahren – damals lockten diese Spionagefilme Scharen von bewundernden Fans in die Kinos – eine solche Lust des Mannes am eigenen Körper noch keineswegs selbstverständlich war. Wer damals fragte, wonach ein anständiger Mann zu riechen habe, bekam die Antwort zu hören, mit der der Schriftsteller Ernest Hemingway die Meinung der meisten Zeitgenossen zusammenfaßte: *Verdammt noch mal, nach nichts anderem als sich selbst.* Eine verblüffende Ansicht. Denn Männer, zumindest jene, die genug Geld hatten, hatten in früheren Zeiten eine ausgeprägte Vorliebe für Parfums.

Im 19. Jahrhundert vollzogen die Herren der Schöpfung dann eine Kehrtwende. Als Waschen langsam gesellschaftsfähig wurde, und man das Liebesleben aus der Öffentlichkeit in das private Schlafzimmer verlegte, änderte sich das Bild, das sie von sich selbst haben wollten: Männlich mußte man(n) sein und stark statt schön. Langsam aber unaufhaltsam sank das Prestige guter Düfte. Parfums waren nun zum Vertuschen eines schlechten Körpergeruchs dank besserer Hygiene nicht mehr nötig. Falls doch jemand nach harter Arbeit stank, störte das nicht. In den neuen Fabriken und Büros waren die Männer fast vollkommen unter sich. Und zu Hause? Dafür, daß man die Familie ernährte, konnte sie einen auch hinnehmen, wie man von der Natur aus war und roch.
Einen Hauch von Duft allerdings bewahrten sich die Männer – den nach Rasierwasser. Das durfte zwar nicht so verführerisch und erotisch riechen wie frühere Parfums, aber Zitronenfrische und die Sauberkeit von Lavendel waren genehmigt: aus den alten Eaux de Cologne wurden die modernen After-shaves.

Blicken männliche Parfumverwender zurück, so packt sie das Mitleid mit den Urgroßvätern aus der Bismarckzeit. Neben einem Rasierwasser

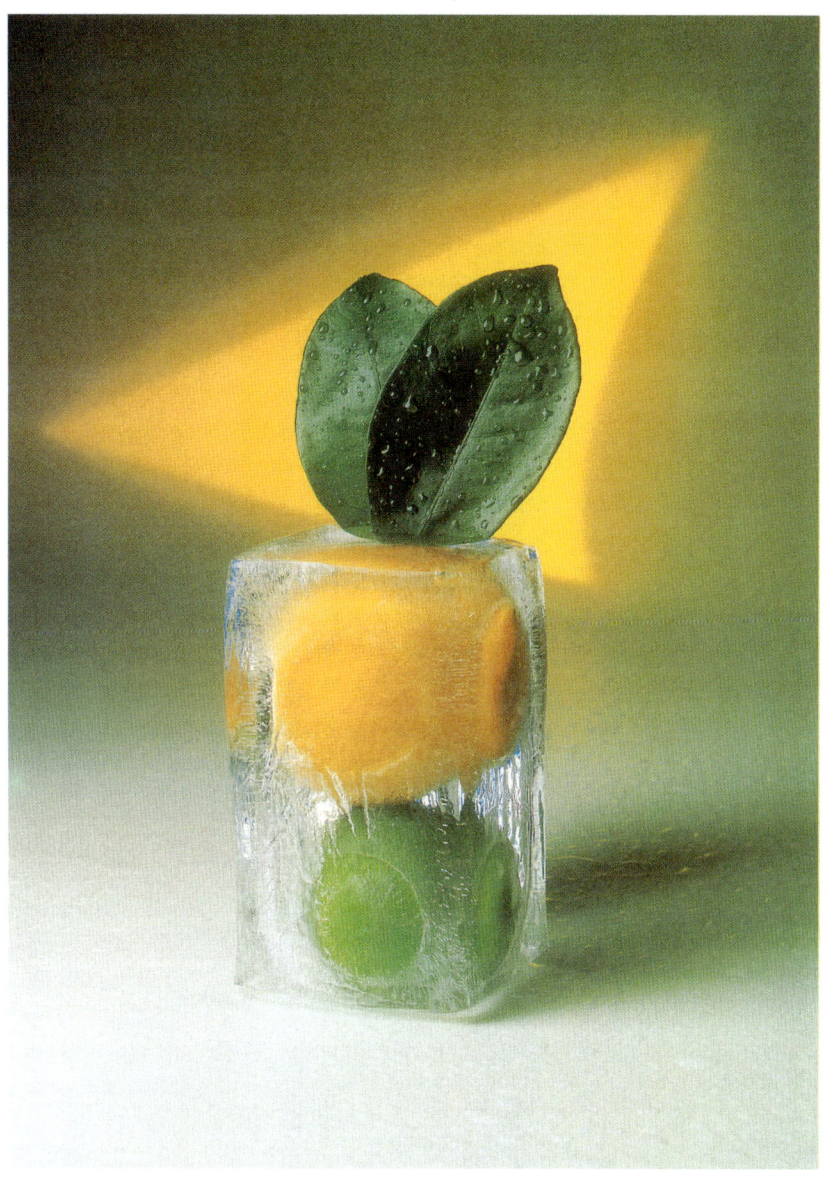

Der frische Charakter von Citrus wird durch Ingredienzen wie Zitrone, Bergamott, Mandarine und Orangenblüte hervorgerufen.

waren bloß noch eine duftende Pomade für die Haar- und Schnurbart-pflege und ein sauberer Seifengeruch genehmigt. Wie vielversprechend ist dagegen heute der Blick in die Herrenabteilung einer Parfümerie: An die 300 Männerdüfte – von»Parfum« sprechen Fachleute ungern, weil dieses Wort den hoch konzentrierten Extraits vorbehalten ist – locken potentielle Käufer. Die meisten Herrendüfte verleihen ganzen Serien, dem Shampoo ebenso wie dem Rasierschaum, dem Deo wie dem Duschgel, denselben Wohlgeruch. Was da angeboten wird, findet reichlich Käufer. Auf rund eine Milliarde Mark schätzen Experten den Umsatz vom Jahre 1990 in dem Bereich der Herrenkosmetik. Vor zehn Jahren war er nur halb so groß. So ein Boom bringt selbst die Anbieter zum Staunen: Was, bitte, ist plötzlich mit den Männern los? Warum verwandeln sich immer mehr Liebhaber von Kernseife in begeisterte Parfumverwender? Und wieso haben jene, die früher ein ganzes Jahr mit einem einzigen Flakon auskamen, heute ganze Batterien in Griffweite?

Duftwandel:
Vom Lavendelhauch zum Blumenbouquet

Ein bißchen Bergamottduft, ein Rüchlein Citrus und ein Hauch von Lavendel – bis in die zwanziger Jahre wollten und durften die Männer nur dezent duften. Daneben waren allenfalls »natürliche« Gerüche wie Leder oder Tabak gesellschaftlich genehmigt. Dann begann ein erster zaghafter Versuch der Emanzipation von hundert Jahren Diktatur: Kompositonen mit Blumenduft kamen auf den Markt. Die internationale Abwechslung wuchs:

- Italiener, Spanier und Südamerikaner – schon immer duftbewußter und in bezug auf Parfums mutiger als kühle Nordländer – konzentrierten sich auf gewagte Phantasie-Noten.

- Die Mitteleuropäer entdeckten die Freude an kräftigen, eigenständigen Männerdüften wie Holz oder Fougère.

- Die Amerikaner blieben bei konventionelleren Wohlgerüchen, erwarteten aber mehr Vielfalt als die Mitteleuropäer.

- Japanische Männer wünschten sich vor allem blumige Kreationen.

Der Nationalsozialismus zerstörte alle Träume von der Duftfreiheit: Der deutsche Mann mußte nach Gewehröl und Pulverdampf riechen, und in der Nachkriegszeit waren Wiederaufbau, Einrichtung der Wohnung, genug Kleidung und reichlich Essen wichtiger als Körperpflege.

Das änderte sich in den sechziger und besonders in den siebziger Jahren. Die Frauen demonstrierten für mehr Freiheit vom traditionellen Rollendenken und flohen von Heim und Herd in die Berufswelt, um Karriere zu machen. Die Männer entdeckten jetzt, daß die plötzlich aufmüpfigen statt anschmiegsamen Partnerinnen sie zu stressigen Machtkämpfen zwangen: Sehr lästig, daß man(n) jetzt auch für das Töpfeauskratzen und Bettenmachen zuständig sein sollte und nicht nur für das Autowaschen oder den Austausch defekter Glühbirnen. Aber die neue Frauenfreiheit bot auch den Herren der Schöpfung unerwartete Chancen.

Die Erkenntnis, daß sogar Babypflege Spaß machen kann, brachte „die neuen Väter“ hervor. Die Forderung der Frauen nach mehr Gefühl begünstigte den Softie, und nachdem der Chauvie endgültig ins Abseits gedrängt worden war, profilierten sich die neuen Machos – starke Typen voller Lust am eigenen Körper. Diese starken Typen greifen heute nach passenden Parfumkreationen, die dazu dienen, dem eigenen Ideal näher zu kommen. *Die Männer fliehen in den Duft,* behaupten die Psychologen sogar. Ihre durch die Frauenbewegung ausgelöste Identitätskrise habe sie zu den Wohlgerüchen greifen lassen: *Das körperliche Selbsterleben wird zum narzistischen Rückzug.*

Wichtig für den Verwender von Parfums aber ist, daß mit dem Boom der Herrendüfte auch ein Vorurteil widerlegt wurde, das, wie die männliche Abwehrhaltung gegen Süßes und Blumiges, aus dem 19. Jahrhundert stammt. Seit der Genuß am Duft, dem sich bis zur französischen Revolution die Herren ebenso gern hingaben wie die Damen, durch die Behauptung abgelöst wurde, daß Männer nicht gut riechen können, meinten auch Wissenschaftler immer wieder: Parfum ist ein typisch weibliches Accessoire, weil Frauen von Natur aus einen besseren Geruchssinn als Männer besitzen. Beweise für diese kühne These haben selbst moderne Forscher mit ihren sehr viel feineren Untersuchungsmethoden nicht gefunden: Zumindest körperlich gibt es keine Unterschiede. Die Riechnerven funktionieren bei Männern ebenso gut wie bei Frauen.

Die Parfumproduzenten teilen auch die Herren der Schöpfung in vier Verwendertypen ein, die sich von den weiblichen Vertreterinnen jeweils etwas unterscheiden:

- Während die Verwenderin von Seife oft auf alle Zusatzdüfte verzichtet, weil sie den Geruch von Sauberkeit für ausreichend hält, erklärt ihr Kollege gern: Ich will mir meinen natürlichen und männlichen Körpergeruch erhalten.
- Bei den »Duftgeschenkverwendern« sind Frauen seltener als Männer. Die wenigen, die es gibt, begnügen sich meist mit dem schönen Geruch von Cremes, Badezusätzen oder Deos. Ihnen ist die Pflege des eigenen Körpers wichtiger als der Eindruck, den sie mit einem Parfum auf andere machen könnten. Männer, die sich Düfte nur schenken lassen, aber nie selbst welche kaufen, benützen sie eigentlich nur, um nicht unangenehm aufzufallen.
- Die »Markenduftverwender/innen« unterscheiden sich nicht nach Geschlechtern. So wie sie sich durch einen teuren Duft mit bekanntem Namen von anderen Frauen abheben will, betont auch er mit dem Wohlgeruch seine exklusive Individualität. Beide wollen bewundert werden.
- Im Gegensatz zu den Frauen läßt sich der „Parfumästhet" beim Erstkauf eines Duftwassers von der Eleganz eines Flakons verführen. Für die Verwendung, und besonders für den Wiederkauf, ist aber auch bei ihm entscheidend, ob das Parfum alle seine Wünsche an einen besonderen Duft befriedigt.

Duftunterschiede:
Männer suchen Ideale, Frauen denken realistisch

Jahrelang stand *Das Parfüm* von dem Münchener Drehbuchverfasser *(Kir royal)* und Autor Patrick Süskind auf den Bestsellerlisten. Ein Krimi der besonderen Art. Der Held namens Grenouille, der selbst nach nichts riecht, aber die feinste Nase des 18. Jahrhunderts besitzt, sucht sein Leben lang nach dem idealen Duft:

Zunächst machte er sich an einen Unauffälligkeitsgeruch, ein mausgraues Duftkleid für alle Tage [. . .] Ein anderes Parfum aus seinem Arsenal war ein mitleiderregender Duft, der sich bei den Frauen mittleren und höheren Alters bewährte [. . .] Aus alten stinkenden Fleisch- und Knochenresten bezog er die Hauptkomponente eines Geruchs, den er sich zulegte, wenn er unbedingt allein sein wollte. Der Geruch schuf um ihn eine Atmosphäre lei-

*sen Ekels, einen fauligen Hauch, wie er beim Erwachen aus alten unge-
pflegten Mündern entgegenschlägt.*

»Gräßlich« würde ein moderner Mann sagen. Wenn er ein Parfum kauft,
dann sucht er weder die Unauffälligkeit noch das Mitleid alter Damen
und schon gar nicht die absolute Einsamkeit. Dem modernen Mann geht
es um ein Ideal. Frauen suchen ihre Düfte mehr nach der momentanen
Stimmung, dem Anlaß und ihrem Typ aus. Männer verlangen nach einem
Geruch, der anderen mitteilt: »So sollt ihr mich einschätzen – als einen ab-
soluten Avantgardisten auf der Suche nach den Trends von übermorgen,
als den potenten Macher, der alle Widerstände überwindet, als den rasan-
ten sportlichen Typ, der immer allen voraus ist.« Daß er in Wirklichkeit
gar nicht so ist, sondern sehr viel normaler – wen geht das etwas an?
Frauen, so ergaben die Untersuchungen der Parfumpsychologen, denken
bei der Duftwahl realistisch. Sie unterstreichen das, was sie sind. Männer
betonen das, was sie sein wollen: Realtyp contra Idealtyp.

Die Marktforscher teilen den Männern vier Persönlichkeitsdimensionen
zu, nach denen sich alle zumindest grob kategorisieren lassen. Was den
Parfumkauf betrifft, so ist bei den Herren das ererbte Temperament, ob
extravertiert oder introvertiert, wichtig. Hier drücken sich »situationsbe-
zogene Erlebenswünsche« aus: Wer den ganzen Tag im Finanzamt über
Zahlen brütet, träumt vielleicht von einem Leben als Cowboy und wählt
sein Parfum danach aus (extravertiert). Wer lieber auf einer stillen Som-
merwiese die Seele baumeln läßt, gehört zu den Introvertierten und
braucht einen viel wärmeren Duft.
Die beiden anderen Persönlichkeitspole bezeichnen die Psychologen
nicht als »emotional stabil« und »emotional wechselseitig« wie bei den
Frauen. Sie konstatieren für Männer den Gegensatz zwischen »traditio-
nell-konventionell« und »unkonventionell-avantgardistisch«. Dies soll allerdings ähnliches ausdrücken. *Diese Dimension,* so sagt Dr. Mensing,
*spiegelt relativ situationsunabhängige Grundeinstellungen wider, wie fami-
lienorientiert, psychisch stabil beziehungsweise unabhängig-individuali-
stisch, psychisch wechselseitig.*

Anders ausgedrückt: Ein Mann, der sich zum Beispiel lieber zu Hause um
Frau und Kind kümmert als all seine Energien in die Karriere zu stecken,
wird mit herb-natürlichen Noten in Richtung Tabak und Leder glücklich.
Der moderne Yuppie, dem eigener Erfolg und Genuß wichtiger sind als
etwa ausgedehnte Spielstunden mit der Tochter, empfindet frische Citrus-
Noten sowie würzige bis krautige Düfte als angenehm.

Aus diesen Persönlichkeitsmerkmalen, traditionell contra avantgardistisch und introvertiert contra extravertiert, entwickelten die Experten für die Männer sechs Idealtypen. Jeder Idealtyp hat ganz individuelle Duftwünsche. Allerdings, so wie bei den Frauen, über Farbrosetten allein lassen sie sich nicht ertesten. Präzise Ergebnisse gibt es, wenn die Parfumverwender sowohl die Wahl zwischen verschiedenen Farbkombinationen wie zwischen unterschiedlichen Formen treffen:

– Die Farben betreffen die momentanen Sehnsüchte, sich entweder extra- oder introvertiert auszuleben. Sie verraten aber auch die Grundeinstellung, also ob ein Mann mehr in die Richtung unkonventionell oder traditionell tendiert.

– Die Formen sind wichtig, wenn es um den Lebensanspruch geht, der rational verhältnismäßig gut zu begründen ist. Hier stellt sich die Frage, wie ein »richtiger Mann« nach Ansicht des Parfumverwenders sein muß: treu und zuverlässig oder ein Abenteurer auf der ständigen Suche nach neuen Ufern, starker Beschützer schwacher Frauen oder Partner einer gleichberechtigten Frau.

Parfumtest für Männer:
Spontaner Flipper oder kultivierter Gentleman?

Bei den Männern klingen die Bezeichnungen der wichtigsten Verwendertypen recht ansprechend. Vom »kultivierten Gentleman« über den »dezent Gepflegten« gelangt man zum »aktiven Dynamiker« und dem »spontanen Flipper«. Nummer fünf ist der »undressierte Mann« und der sechste Verwendertyp ist der »sensitive Individualist«.

Nach der Wahl des ansprechendsten Musters – hierbei ist der Intellekt stärker beteiligt als das Gefühl – und der schönsten Farbzusammenstellung – dabei entscheiden auch Männer in erster Linie nach dem Gefühl – kann den Parfumverwendern sehr genau gesagt werden, welcher Duft für sie in Frage kommt. Und nun geht's los: Suchen Sie sich aus der Farbtafel (S. 108 f) die Form- und Farbverbindung aus, die Ihnen am meisten zusagt. Finden Sie eine, so können Sie sicher sein: Sowohl vom Verstand wie vom Gefühl her streben Sie nach demselben Ideal. Unter der Abbildung des entsprechenden Emblems auf den folgenden Seiten finden Sie dann Ihr Persönlichkeitsprofil und Ihre Duftempfehlung.

Falls Sie sich nicht so recht entscheiden können, wählen Sie zweimal:

1. Die Ihnen zusagenden Farben ohne Rücksicht darauf, in welches geometrische Muster sie eingefügt wurden.

2. Die geometrische Form, die Sie schön finden, ohne Rücksicht auf die verwendeten Farben.

Anschließend lesen Sie die Ausführungen zu beiden Emblemen. Wenn Sie z. B. einmal die Form für den »spontanen Flipper« genommen haben und außerdem die Farben des »dezent Gepflegten«, so sollten Sie ebenso die Düfte für den »spontanen Flipper« wie die Düfte für den »dezent Gepflegten« probieren. Der Grund für diesen Rat: Auch nach gründlichsten Voruntersuchungen und langem Ausprobieren kann die ganze Bandbreite männlicher Ideale nicht mit sechs Emblemen dargestellt werden. Zusammengefaßt wurden hier – genauso wie bei den Rosetten für die Frauen – die häufigsten Typen. Wer aus dem Rahmen fällt, hat zwar den Nachteil, daß er länger nach »seinen« Düften suchen muß. Dafür hat er aber eine größere Auswahl als die anderen.

Falls Sie sich überhaupt nicht festlegen können und wollen, weil Ihnen weder eine bestimmte Form noch eine der sechs Farbkombinationen zusagt, gibt es wieder zwei Möglichkeiten:

– Sie können sich für die Farben und Formen entscheiden, die Ihnen zumindest annehmbar erscheinen.

– Sie können aber auch den umgekehrten Weg gehen und die Embleme bzw. die Farben und Formen aussortieren, die Ihnen am wenigsten gefallen. Jene Farbe und jene Form, die zum Schluß übrigbleiben, passen am besten zu Ihnen.

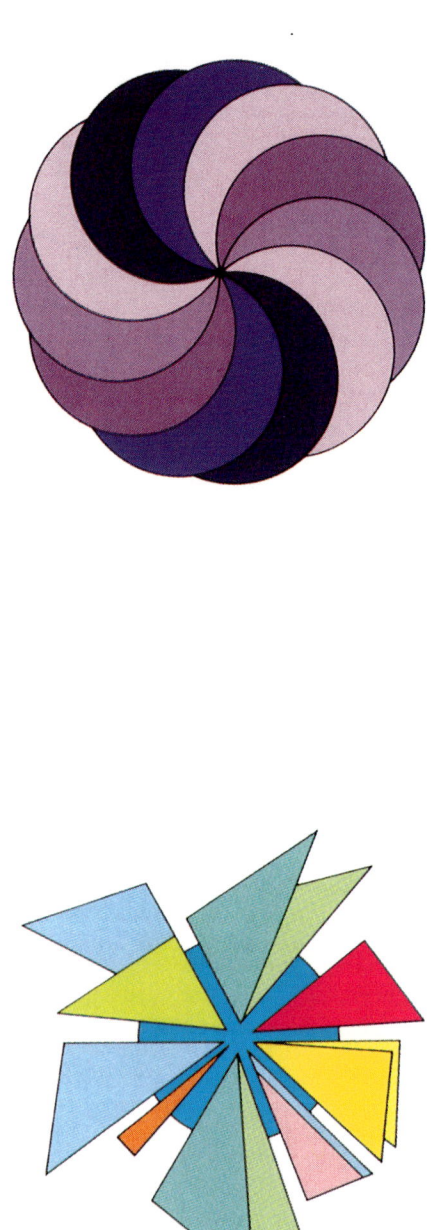
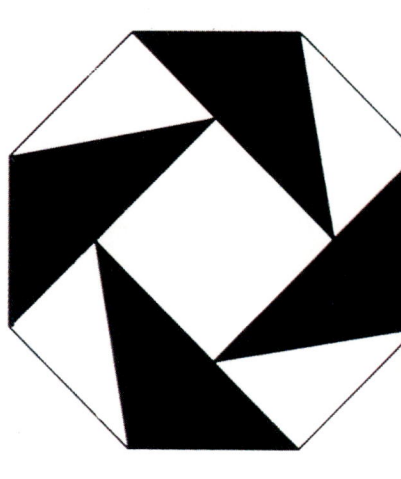

Ästhetikforscher entwickelten aus den Erkenntnissen der Farbpsychologie sechs verschiedene Farbkombinationen in Form von geometrischen Mustern.

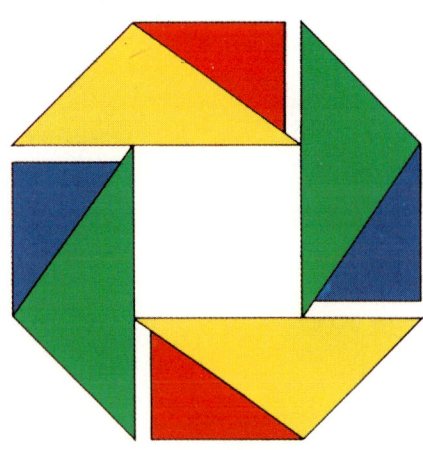

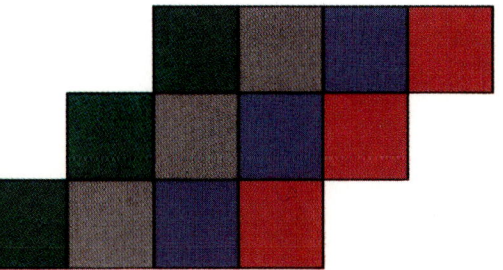

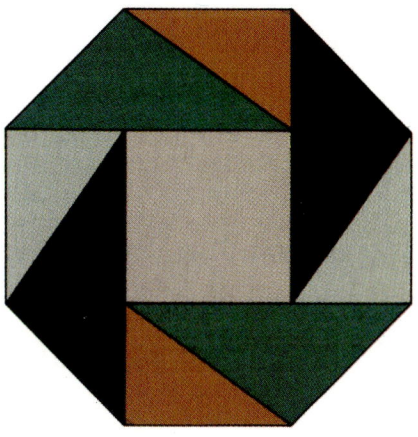

Der kultivierte Gentleman

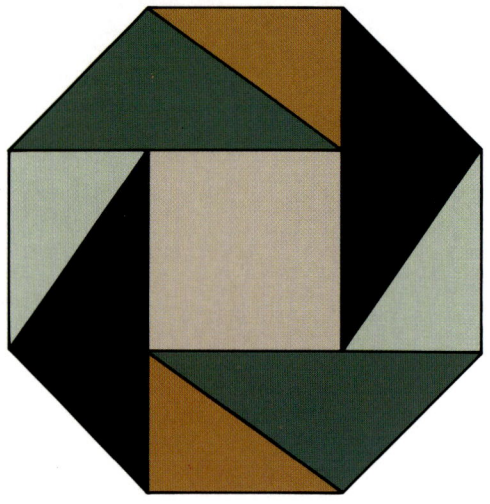

Männer dieser Gruppe haben, so die Psychologen, ein Persönlichkeitsprofil mit der Tendenz introvertiert-konventionell. Erdtöne wie Terracotta, Schiefer und Dunkelgrün liegen ihnen ebenso wie strukturierte Formen mit fein gegliederten Ornamenten. Ein Produkt, das sie kaufen, muß elegant sein und wertvoll bleiben. Ihre Duftpräferenz: warme, in sich abgerundete, natürliche Holz- und Fougère-Noten.

Sein Persönlichkeitsprofil: Der Mann, der den Idealtyp des kultivierten Gentleman vor Augen hat, hält nichts von einem Bad in der Masse. Statt dessen gibt er offen zu:»Es ist mir unangenehm, wenn ich in einem Eisenbahnabteil mit mehreren Leuten zusammensitzen muß.« Solche Männer gehen auf Distanz zu dem Durchschnittsgeschmack.

Beim Kauf von Pflege- und Duftprodukten achten sie auf zwei Dinge. Einerseits wird abgelehnt, was »alle kaufen«. Ein Rasierwasser oder ein Parfum ohne exklusives Image probiert der kultivierte Gentleman erst gar nicht aus. Da entscheidet er ohne Bemühen um Objektivität, daß »so etwas« nichts für ihn sein kann. Auf der anderen Seite mag er sich aber auch nicht mit Trends abgeben. Er bezeichnet sie kühl als »Modetorheiten«, denn Wert besitzt in seinen Augen nur das, was auch Qualität hat. Kostbares ist für ihn zeitlos. Das Ideal dieses Parfumverwenders ist der stilvolle, intellektuelle Genießer, der am besten von einem Vertreter der feinen, englischen Art verkörpert wird. Geht es um seinen Duft, so sucht er nicht etwa ein Parfum, von dessen Werbung er anvisiert wird. Wichtiger ist ihm, daß die zeitlose Eleganz des Luxusproduktes und der ausgeprägte Charakter auf ihn selbst positiv wirken. Da sein Bedürfnis nach innerer Ruhe und Ausgeglichenheit stark ist, muß auch der Duft harmonisch sein.

Der dezent Gepflegte

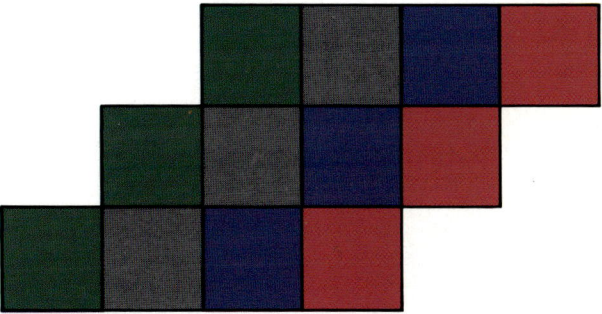

**Von den vier Persönlichkeitsdimensionen paßt die traditionell-konventio-
nelle am besten zum dezent Gepflegten. Normfarben wie Dunkelblau
und Dunkelrot sowie silberne und metallische Töne gefallen ihm. Seine
Lieblingsform ist quadratisch, geometrisch strukturiert. Die Duftpräferenz: dezente, trockene, herb-natürliche Noten in Richtung Tabak oder
Leder.**

Sein Persönlichkeitsprofil: Männlichkeit im traditionellen Sinn – das ist
das Ideal des dezent Gepflegten. Unauffällige Eleganz ist ihm wichtig,
und mit dem heutzutage so oft zitierten »neuen Mann« kann er nichts an-
fangen. Dazu hängt er zu sehr an den guten alten Traditionen. Sucht er
sich einen Duft aus, läßt er sich deshalb bei der Entscheidung auch nicht
in erster Linie von den Gefühlen leiten, sondern wählt mit Überlegung:
Sein Parfum darf der Umwelt auf keinen Fall zu weich und weiblich, zu
künstlich oder aufdringlich erscheinen. Es muß seine traditionelle Männlichkeit unterstreichen.

Von dem, was er im Leben darstellen will, hat dieser Duftverwender klare
Vorstellungen: Erfolgreich will er sein und einen gewissen Status erreichen. Deshalb verwendet er am liebsten Prestigemarken. Damit kann er
sein auf materiellen Gewinn und Leistung ausgerichtetes Selbstkonzept
betonen. Sein Duft demonstriert ihm selbst und seinen Mitmenschen:
»Das Ziel, das ich anstrebe, habe ich erreicht (oder bin ihm zumindest
schon sehr nahe)!« Nach denselben Gesichtspunkten wählt er die Einrichtung seines Büros, sein Auto und die Lage der Wohnung. Die Innenarchi-
tektur überläßt er seiner Frau, von der er es gar nicht so gern sieht, wenn
sie sich einem eigenen Beruf widmet statt seine Kinder zu erziehen.

Der aktive Dynamiker

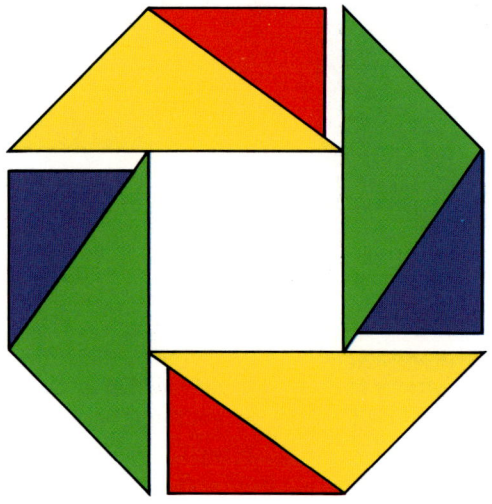

Anregende, stimulierende Farben wie Rot, Gelb, Blau und Grün in Verbindung mit klarem Weiß gefallen dem aktiven Dynamiker, dessen Persönlichkeitsprofil die Psychologen mit den Worten extravertiert-konventionell beschreiben. Unter den Mustern wählt er die klaren, kompakten Dreiecke. Sein Duft muß belebend und leicht sein. Er sollte frischcitrische, würzig bis krautige Noten besitzen.

Sein Persönlichkeitsprofil: Fragt man ihn, was seine starken Seiten sind, so erklärt der aktive Dynamiker: »Ich kann Leben in die langweiligste Gesellschaft bringen.« Für den Beruf gibt er an: »Aufgaben, die schnelles Handeln erfordern, liegen mir am meisten.«

Körperpflege ist für die Männer dieser Gruppe kein Problem. Da wird nicht lange gesalbt und geölt. Sauberkeit ist wichtig, gut fühlen wollen sie sich nach einer Dusche auch, aber sehr viel Zeit und Mühe wird dafür nicht aufgewendet. Von einem Duft fordern diese Menschen, die man nie still in einer Ecke sitzen und meditieren sieht, Frische und eine belebende und aktive Ausstrahlung.

Abwechslung und Bewegung ist für die Dynamiker natürlich wichtig. Wenn andere vom neuesten Bestseller schwärmen, den sie am Wochenende gelesen haben, erzählt er von seiner 200 Kilometer langen Tour mit dem Mountain-Bike, denn er sucht besonders in der Freizeit die Herausforderung oder will seine Kräfte mit Gleichgesinnten messen. Ein hartes Squash-Duell ist ihm ebenso lieb wie ein Segelturn bei Windstärke zehn. Auf den Spuren von Messmer zu Fuß durch die Antarktis wandern oder als Gewinner den Massenmarathon von New York beenden – das sind Träume, die er versteht und teilt.

Der spontane Flipper

Alles Unkonventionelle lieben die extravertierten Männer dieses Persönlichkeitstyps. Sie mögen das kühle Türkis in Verbindung mit Weiß und Rosé und finden winkelige und asymmetrische, nach außen strebende Formen schön. Die Duftpräferenzen reichen von coolen, mentholartigen Noten mit belebendstimulierender Fruchtigkeit bis hin zu Duftakkorden mit kulinarischen Effekten. Im Trend sollen sie auf jeden Fall liegen.

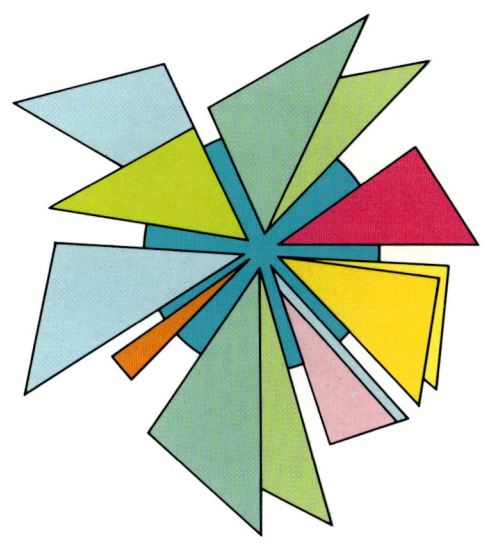

Sein Persönlichkeitsprofil: Das Ideal dieser Männer ist die ewige Jugend – nicht weil sie sich selbst für unentbehrlich halten, sondern weil sie so neugierig darauf sind, was die Zukunft an Interessantem zu bieten hat. Ob im Bereich der Musik, der Kunst oder des Designs – immer ziehen sie das Modernere, Hellere, Farbenfrohere, Unkonventionellere dem Schlichten und Bekannten vor. Interessant, belebend und stimulierend soll das Leben sein. Nur so kann man sich der Tristesse und Langeweile des Alltags entziehen. Nach diesem Motto setzt der spontane Flipper auf alles Modische, er kennt und folgt den neuesten Trends. Zu einer Party immer dieselben Leute einladen? Das findet er ebenso öde wie die Vorstellung, seine Kleidung einem bestimmten Modediktat zu unterwerfen. Sein Stil ist durch die Abwechslung bestimmt, und deshalb charakterisiert ihn ein Großteil seiner Geschlechtsgenossen als einen Effekthascher ohne Tiefgang. Aus diesem Urteil spricht die Verständnislosigkeit für einen Menschen, der radikal mit dem herkömmlichen Männerideal gebrochen hat.

Der spontane Flipper ist prinzipiell bereit, neue Wege auszuprobieren. Das gilt für die Wahl eines Duftes ebenso wie für die Körperpflege. Erwartet wird dabei eine sofortige Stimulation. Parfums und andere ästhetische Produkte, die auf ihn spießig, alt oder womöglich gewöhnlich wirken, lehnt er natürlich ab. Selbst Duftnoten, die anderen verrückt erscheinen, probiert er voller Begeisterung aus, um sich sofort etwas Neuem zuzuwenden, wenn das bisher unbekannte Erfahrungen verspricht.

Der undressierte Mann

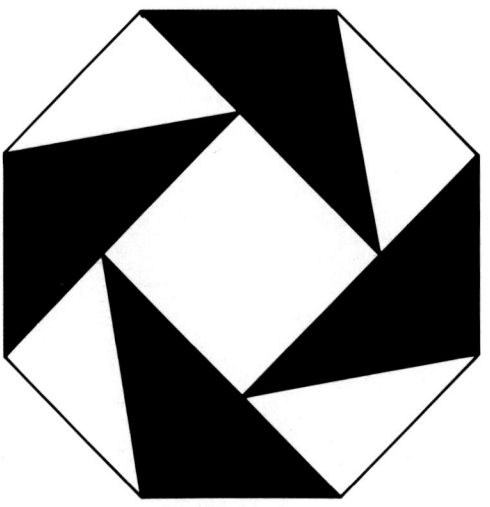

Avantgardistisch und unkonventionell – so stuft sich der undressierte Mann ein. Er liebt die harte Gegenüberstellung von Schwarz und Weiß. Bei der Form allerdings fällt ihm die Entscheidung schwer: Reduktionistisch und kompakt ist die eine Möglichkeit, die für ihn in Frage kommt, asymmetrisch und ungewöhnlich die andere. Sein Duft soll sowohl maskulin wirken als auch individuell sein. **Die ledrig-coolen Noten mit balsamischem Fond entsprechen ihm.**

Sein Persönlichkeitsprofil: Die Wünsche der undressierten Männer ans Leben sind eindeutig: Frei und ungebunden wollen sie sein, individuell und auf keinen Fall bürgerlich etabliert. Ein Job als freier Autor, Designer oder Künstler ist dem undressierten Mann allemal lieber als die Beamtenlaufbahn, und wenn er die Wahl zwischen einem zwar risikoreichen aber aufregenden Auftrag für die Entwicklung eines Computers für das Jahr 2000 und einer sicheren Dauerarbeit hätte, würde er immer das aufregende Risiko wählen. »Ohne gelegentlich mal etwas auf den Kopf zu stellen, würde mir das Leben viel weniger Spaß machen«, sagt so ein Mann von sich selbst.

Zwei Wünsche muß der Duft für Männer dieses Typs erfüllen. Einerseits soll er Ausdruck reiner, ungebrochener Männlichkeit sein, denn hinter dem Lebensmotto »Ich mache gern mal das Gegenteil von dem, was von mir erwartet wird.« verbirgt sich die latente Angst, aufgrund eines falschen Duftes für unmännlich gehalten zu werden. Auf der anderen Seite wird von dem Parfum verlangt, daß es die Sensibilität des Trägers betont, die normalerweise durch cooles Verhalten überdeckt wird. Über den Duft möchte der Avantgardist diese Sensibilität jedoch spürbar werden lassen.

Fragt man ihn nach seinem Duftideal, so fallen ihm zuerst kühle, ledrige Noten ein. Damit will er sich nach außen darstellen. Seine geheimen Sehnsüchte befriedigen dann balsamische Herz- und Fondnoten. Im übrigen ist er ein schwieriger Kunde, denn die klassische Duft- und Kosmetikberatung lehnt er als Manipulationsversuch ab. Er will seine Entscheidungen allein treffen.

Der sensitive Individualist

Die sensitiven Individualisten haben ein introvertiertes und unkonventionelles Persönlichkeitsprofil. Sie mögen die violetten Töne in Verbindung mit Cremefarben. Als Formen liegen ihnen das Runde und das Ovale. Von ihrem Duft verlangen sie, daß er phantasievoll, tiefgründig und sensitiv sei. Dem entsprechen am besten warme, würzige, orientalische Noten mit erogenem Charakter.

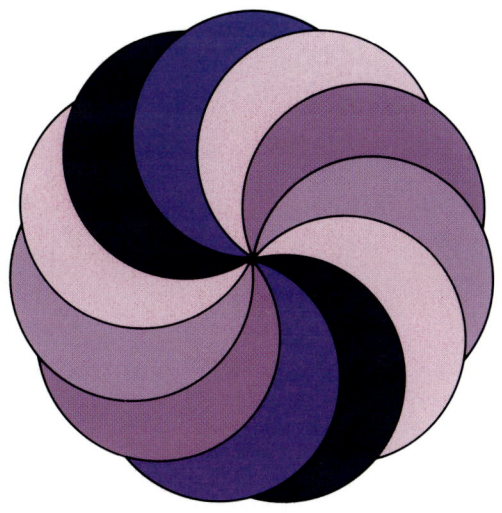

Sein Persönlichkeitsprofil: Der sensitive Individualist sieht sich als tiefgründigen Einzelgänger. Ihn interessiert wie Goethes Faust mehr, *was die Welt im Innersten zusammenhält* als wie man auf ihr Ordnung schaffen könnte. »Ich würde gern mal einige Monate an einem ruhigen, abseits gelegenen See verbringen«, sagt er von sich selbst, und dabei würde er sich auch nicht langweilen: Ein Mann dieses Typs ist weniger als andere von äußeren Anregungen abhängig. Er selbst sieht sich als sensibel und feinfühlig. Nach außen gibt er sich kritisch und reflektiert gern über die Fehler und Vorzüge seiner Mitmenschen oder die Vor- und Nachteile bestimmter Situationen. Oberflächliche Kontakte und Smalltalk lehnt er ab: »Ich mag es nicht«, sagt er, »wenn ich die Menschen, mit denen ich es zu tun habe, nicht richtig kennenlernen kann.« Ein Gesprächsabend mit einem Freund oder der Partnerin ist ihm deshalb immer lieber als beispielsweise die Einladung zu einer Vernissage, bei der er nur die Gastgeber kennt.

Der sensitive Individualist prüft genau, bevor er etwas kauft. Geht es um Körperpflege, will er vor der Entscheidung für ein bestimmtes Produkt wissen, wie es zum Beispiel um die Hautverträglichkeit steht. Vielversprechenden Produktaussagen steht er skeptisch gegenüber. Emotional empfänglich ist er allerdings gegenüber Düften, deren Werbung ihm die Erfüllung seiner eigenen, exotischen Rückzugsphantasien verspricht. Die warmen, würzigen und orientalischen Noten geben im Idealfall seiner tiefgründigen und, wie er meint, geheimnisvollen Seite Ausdruck.

Warum unsere Mütter anders dufteten

Duft und Zeitgeist:
Andere Zeiten, andere Düfte

Je nachdem, was der heutzutage so oft ironisch zitierte, aber doch sehr reale Zeitgeist verlangt, es wechselt mit den sich ändernden gesellschaftlichen Forderungen auch das Parfum. Was in den fünfziger Jahren interessant roch, wirkte in den Sechzigern langweilig, und was 1920 schon mal en vogue war, erlebt 50 Jahre später einen zweiten Boom. Massensuggestion? Konsumzwang? Die geheimen Verführer der Werbung, die alle Menschen in ein vorgegebenes Korsett zwängen? Wo bleibt da die freie Entscheidung? Sie kann heute freier als je zuvor in der Geschichte gefällt werden, aber sie wird durch etwas beeinflußt, dessen sich viele Menschen nicht bewußt sind.

Die Zeit muß reif sein, damit etwas Neues entstehen kann, sagte der Reformator Martin Luther im 16. Jahrhundert. Wie reif sie für ihn und seine Rebellion gegen die katholische Kirche war, bewies der spontane Aufruhr, den er am 31. Oktober 1517 mit dem Anschlagen seiner 95 Thesen an der Wittenberger Schloßkirche erregte. Daß der Tscheche Jan Hus für ganz ähnliche Forderungen 99 Jahre zuvor auf dem Scheiterhaufen verbrannt worden war, geriet schnell in Vergessenheit. Er war den Gedanken seiner Zeitgenossen zu weit vorausgeeilt.
Ähnliches wie für Luther gilt für Christoph Kolumbus. Schon lange vor seiner Geburt hatten arabische Gelehrte behauptet, die Erde sei rund. Kaum ein Gebildeter des Abendlandes nahm ihre Schriften zur Kenntnis. Nicht nur die Theologen, sondern auch der Augenschein sprachen ja dagegen. Erst im 15. Jahrhundert waren auch die Christen bereit, solche Theorien zu akzeptieren. Königin Isabella und König Ferdinand von Spanien gaben dem genuesischen Seefahrer seine Chance. Amerika wurde entdeckt, und alle Welt mußte zugeben: Die Erde war tatsächlich keine Scheibe, über deren Rand man in die Hölle fallen konnte.

Was für neue Ideen gilt, das trifft auch für Moden zu. Als Mary Quant den Minirock erfand, traf sie den Zeitgeschmack genau. Das Modell Twiggy wurde das Idol der späten sechziger Jahre. Doch als Pariser Couturiers das kurze Röckchen Anfang der Siebziger durch die wadenlangen Midis ablösen wollten, gerieten ihre Kreationen zum Flop. Die Franzosen hatten zu früh von kurz auf lang umgeschaltet.

Die Möglichkeit der allgemeinen Annahme neuer Erkenntnisse, neuer Moden und neuer Düfte wird von (oft verlachten) Avantgardisten vorbereitet, von Trendsettern verständlich gemacht und dann erst von den vielen Vorsichtigen als interessant zur Kenntnis genommen. Erst wenn die Vorreiter und die Mehrheit sich gegenseitig so beeinflussen, daß vorher Unbekanntes nun vertraut erscheint – dann ist die Zeit reif. In früheren Jahrhunderten dauerte dies sehr lang:

– Bäuerliche Mode z. B. veränderte sich zwischen der Herrschaft von Kaiser Karl dem Großen und der Erfindung der Dampfmaschine nur in Details. Erst mit der Industrialisierung begann der ständige Wechsel der Kleidermoden eine Rolle zu spielen.

– Gegessen wurde vom Mittelalter bis zur französischen Revolution an den Höfen Europas nur das, was stark gewürzt worden war. Wer den natürlichen Geschmack von Gemüse, Fleisch und Obst pries, wurde verlacht. Erst Ende des 18. Jahrhunderts setzte sich der Trend zum Eigengeschmack durch, der mit der Nouvelle Cuisine in den siebziger Jahren des 20. Jahrhunderts seinen Höhepunkt erreichte.

Der Zeitgeist änderte sich nach der französischen Revolution immer schneller: Glaubenssätze, an denen Familien über Jahrhunderte festgehalten hatten – die Rollenverteilung zwischen Mann und Frau zum Beispiel, die »gottgewollte« Abhängigkeit vom Landesfürsten oder König, die alleinige Macht der Kirchen über das Seelenheil der Gläubigen – wurden nun ebenso in Frage gestellt wie die Mode der Kniebundhosen für Männer oder der Reifröcke für Frauen. Die neuen Überzeugungen hielten sich jeweils einige Jahrzehnte, aber vom Beginn unseres Jahrhunderts an beschleunigte sich der Wechsel. Bis in die sechziger Jahre hinein sprachen die Soziologen noch von Generationen, bei denen sich erst die Kinder anders als die Eltern verhielten und neue Überzeugungen vertraten. Den jeweils frisch erworbenen Ansichten gestanden sie immerhin noch eine Überlebenszeit von maximal 20 Jahren zu. In den achtziger Jahren verkürzten sie diese Perioden auf einen Fünf-Jahres-Rhythmus. Und heute? Heute wollen sie sich nicht mehr festlegen. Zu viele verschiedene Strömungen fließen gleichzeitig nebeneinander her. Zu viele neue Dinge, Ideen, Trends werden heute täglich bekannt – von Erfindungen im Bereich der Gentechnologie und der Künstlichen Intelligenz bis zu Neuentwicklungen in der Musik, der Mode und der Kunst.

Auch die Parfums veränderten sich. Moses und sein Volk liebten jahrhundertelang die Mischung aus süßem Zimt und herber Myrrhe. Die Römer bevorzugten Rosen, die Araber schwärmten von Moschus, und im Barock herrschte das totale Durcheinander. Und im 19. Jahrhundert wollte man nur »unschuldige Blüten« riechen. Dann aber wurde auch im Reich der Parfums das Tempo rasanter.

Nach dem ersten Weltkrieg eroberten die ersten Chypredüfte den Markt. Die »neuen Frauen« – 1918 konnten sie in Deutschland zum ersten Mal wählen, die Universitäten ließen Studentinnen zu, in die Büros zog ein Heer von Sekretärinnen ein und wechselte die wenigen männlichen Sekretäre ab – wollten weder wie ein Veilchen noch wie ein ganzer Blumenstrauß riechen. Das war der Geruch der Parfums ihrer Mütter gewesen, und die waren nicht mehr zeitgemäß. Mehr Raffinesse wurde gefordert, eine Anerkennung der gerade gewonnenen Freiheiten. Diese wurde von den helldunklen Chypreparfums ebenso geliefert wie von den ersten neuen Aldehyddüften, die etwas später auf den Markt kamen.

In den dreißiger Jahren griffen die Pariserinnen am liebsten zu intensiven, orientalischen Parfums, während rechts des Rheins die Nazis für eine neue Kernseifenprüderie der Frauen sorgten. Als ihre Männer dann Frankreich eroberten, lernten sie die erotischen Kompositionen kennen und die ebenfalls wieder modern gewordenen Blumendüfte: eine Art Kriegsbeute. Die Beute mußte lange halten. Erst nach der Währungsreform gab es wieder Deutsche, die sich gute Parfums leisten konnten, die aktuellen grünen Kreationen zum Beispiel oder das weiblicher gewordene moosig-fruchtige Chypre der frühen Nachkriegszeit.

Bis dahin hatten sich die Wünsche an den Duft erst innerhalb eines Jahrzehnts geändert. Zwei Trends pro Dekade waren in der ersten Hälfte dieses Jahrhunderts offensichtlich genug, um alle Sehnsüchte zu erfüllen. Das ist viel im Verhältnis zu früheren Zeiten, aber sehr wenig im Vergleich zu dem, was kommen sollte. Deshalb hier ein etwas detaillierterer Rückblick auf die Parfumgeschichte der vergangenen vierzig Jahre.

Von 1950 bis 1960:
Wer Rock'n'Roll tanzt, duftet sinnlich

Jüngeren Menschen erscheinen die fünfziger Jahre heute als der Inbegriff der Spießigkeit. Wenn sie die damaligen Heimatfilme betrachten – mit Förstern, Bergbauern und Fischermädchen füllen heute ja besonders die Privatsender ihre Programmlücken –, staunen sie ebenso sehr über die verklemmte Moral von damals wie über die sonderbare Einrichtung in den Wohnungen und Hotelzimmern. Tütenlampe, Musiktruhe und Nierentisch haben sich zwar inzwischen zu Sammlerstücken gemausert, wirken aber dennoch auf die meisten Jugendlichen antiquierter als 40 Jahre ältere Jugendstilmöbel.

Trotzdem waren die fünfziger Jahre eine Zeit des Aufbruchs, der sich allerdings auch im Ausland hinter angeblich wohlanständiger Bürgerlichkeit versteckte: Mit Marilyn Monroe in »Das verflixte siebte Jahr« und Ingrid Bergmann in »Casablanca« entstand ein neuer Starkult. Der Modeschöpfer Christian Dior steckte die Damen nacheinander in die H-, A- und die Sacklinie, und die Nachkriegsfrau versuchte, die verschiedensten Stilrichtungen auf der häuslichen Nähmaschine „nachzuempfinden". Gleichzeitig verführte jedoch James Dean durch sein Outfit in »Jenseits von Eden« die jungen Zuschauer zu Jeans. Elvis Presley heizte mit seinem Rock'n' Roll die Gefühle auf, und zum ersten Mal mißachtete eine ganze Generation die Vorschriften der Eltern.

Die »Blauen« wurden zum ersten Symbol für die (vorsichtige) Revolte gegen alles Alte. Der neue musikalische Trend lieferte die Protestsongs gegen Operettenlieder und Volksmusik. Da mußten natürlich auch neue Parfums her: Statt freundlich grün dufteten die nach wie vor beliebten Chypre-Noten in der aktuellen Ausführung nun animalisch-blumig, und in Amerika griffen die Trendsetter wieder zu orientalischen Noten – eine neue, frechere Art von Sinnlichkeit war angesagt. Gewährte der Rock mit dem Petticoat beim Tanzen nicht sehr viel tiefere Einblicke als das damenhafte Schneiderkostüm? Wie schön, wenn man dazu auch entsprechend erotisch duften durfte.

Von 1960–1970:
Die Blumenkinder lieben Weihrauch

Sie begannen so richtig schön im Wohlstand und endeten noch schöner mit der Landung des ersten Menschen auf dem Mond: Die sechziger Jahre zeigten sich den Zeitgenossen erst einmal als eine Dekade der Zufriedenheit. Die Deutschen genossen ihre Freßwelle und meinten, wieder wer zu sein. Französische und englische Nachbarn guckten scheel auf die schnell angefressenen Wirtschaftswunderbäuche, aber aus ihren Blicken sprach auch der Neid auf den schnellen Wiederaufbau des geschlagenen Kriegsgegners. In Italien und Spanien begann man über den deutschen Touristen zu lästern, der auch an fernen Stränden nur Schnitzel und Sauerkraut suchte, aber da träumten die ersten Blumenkinder in Kalifornien schon von einem Trip nach Indien. Die Weisheit des Gurus versprach den jungen Menschen mehr Selbstverwirklichung als die Ermahnungen der Erwachsenen.

Hinter den sauberen Kulissen der »anständigen Familien« wurden die ersten harten Diskussionen ausgetragen. »Was hast du im Dritten Reich gemacht?« hieß die Frage an den bis dahin mit sich selbst recht zufriedenen Vater. Und der Mutter wurde vorgeworfen: »Du hast auch Hitler gewählt! Wie konntest du so einem Irren zujubeln?« Trotzdem sehnten sich die vom Backfisch zum Teenager gewordenen Töchter noch nach dem ersten Büstenhalter, malten sich mit dem Lippenstift Schmollmündchen und toupierten sich das Haar zu Bienenkörben. Die Söhne ärgerten ihre Eltern durch das Tragen von Turnschuhen und provozierend engen Jeans. Dann wurde an den Universitäten Haschisch modern, die ersten Drogen erreichten von England aus den Kontinent, und die Beatles führten die Pilzköpfe ein: nach heutigem Verständnis Frisuren von braven Buben, damals das Ärgernis aller Männer mit Militärschnitt, also für die Masse der Männer. »Trau keinem über dreißig« wetterten die ersten Langhaarigen und protestierten mit der neuen Demomode angetan – Parka, Jeans und Stiefel oder Turnschuhe – gegen den »Muff von 1000 Jahren unter den Talaren«.

Ein normales Parfum zur Diskussion in den frisch erfundenen Wohngemeinschaften? Zum langen Hippierock und zu den inzwischen offen getragenen Locken? Unmöglich! Während die etablierten Frauen ihre Lust auf Emanzipation ganz vorsichtig mit neuen, strahlend hellen Blütendüften auslebten, griffen ihre Töchter zum Räucherstäbchen und kauften im Orientladen Henna für das Haar und Weihrauch.

Mary Quant kürzte mutig die Röcke, und wer sich für eine Zurschaustellung der Beine zu alt fühlte, durfte im Hosenanzug seinen modischen Chic beweisen. Gegen Ende des Jahrzehnts trauten sich die ersten Frauen ohne BH unter der Bluse auf die Straße, und statt der Chypreparfums trugen sie nun Aldehydnoten mit aktuellen Weihrauchkomponenten, und dies selbst dann, wenn sie auf den Straßen gegen den Schah, den Vietnamkrieg und die Erhöhung der Straßenbahnpreise demonstrierten.

Von 1970 bis 1980:
Keiner ist wie der andere,
und jeder duftet verschieden

Zu Beginn der siebziger Jahre glaubten viele Deutsche noch, der Protest der Jugend werde versiegen wie frühere Jugendproteste, doch von der außerparlamentarischen Opposition spalteten sich die Terroristen der RAF ab. Die erste Ölkrise mit ihrem Sonntagsfahrverbot im Jahre 1973 zeigte die Grenzen des Wachstums, und die Feministinnen entdeckten, daß die totale Gleichberechtigung nicht so leicht zu erreichen war, wie sie gedacht hatten. Sogar in den Wohngemeinschaften konnte die Hausarbeit erst nach einem großen Krach gleichmäßig verteilt werden, und in der Wirtschaft verteidigten die Männer ihre Macht – mit Erfolg.

Bis in die Mitte der Siebziger hatten die Marketingstrategen Aufrufe der Linken gegen den Konsumterror eher amüsiert zur Kenntnis genommen. Allmählich stellten sie fest, daß ihnen ein bis dahin unbekanntes Phänomen das bis zu diesem Zeitpunkt verhältnismäßig einfache Verkaufen ihrer Produkte schwer machte: Die gerade noch weitgehend homogene Gesellschaft spaltete sich in immer mehr Gruppen und Szenen auf. Was die eine Gruppe gut fand, lehnte die andere als unmöglich ab. Die Großstadtschickeria wollte auf gar keinen Fall etwas mit den Rockern zu tun haben, die Umweltschützer lehnten jeden Geschäftsanzugträger ab. Lesbische Frauen lachten über die Mütter in Latzhosen und ihre Stillgruppen, die Softies stritten sich mit den Machos. Die Karrieristinnen guckten auf die Hausfrauen herunter, die Karrieremänner mokierten sich über die Aussteiger.

Jede dieser Gruppen trug ihre eigene Mode – vom Palästinensertuch der Alternativen über das Kostüm der Aufsteigerinnen, das das Knie bedeckte, bis zum Kaschmir-Anzug der arrivierten Herren. Die Modemacher hatten zwar schon lange behauptet, Paris diktiere nicht, sondern mache nur Vorschläge, aber langsam wurde aus der Werbebotschaft Wahrheit: Kein Stil konnte noch alle Frauen gleichzeitig ansprechen.

Was für die Mode der siebziger Jahre galt, zeigte sich auch bei den Parfums: Immer weniger Frauen ließen sich von derselben Werbung begeistern. Die Wünsche an das Parfum wurden immer unterschiedlicher, und die Duftdesigner mußten mit dem Trend gehen. Als erstes kamen neue Chyprenoten mit kühlen Blütenakzenten auf den Markt. Dann tauchten originelle grün-blumige Kompositionen auf, und sportlich-grüne Düfte eroberten sich die ersten Fitness-Tänzerinnen als Kunden. Tuberose gab den Blumenbouquets ein aktuelles Image, und die Aldehydparfums prunkten mit üppigeren holzig-pudrigen Noten oder einem herb-ambrierten Hintergrund.

Das alles bot noch nicht genügend Abwechslung. Orientalische Düfte feierten ein Comeback: Unverhüllt erotische Parfums, wie sie lange nicht akzeptiert worden waren, tauchten wieder auf. Daneben entwarfen die Parfümeure spritzige und junge Grün- und Blütennoten. Die Richtung der weißen Blüten ergänzt gegen Ende des Jahrzehnts erfolgreich das Duftangebot der Siebziger.

Von 1980 bis 1990:
Männer zeigen Mut zum Parfum,
Frauen werden vielseitig

Brachten die achtziger Jahre tatsächlich die von vielen so groß gefeierte Wende? Die von den Sozialisten zu den Konservativen auf jeden Fall. In mehreren Ländern wechselten die Regierungen. Das war verständlich: Die ehemaligen Studenten der APO waren brav geworden, nachdem sie im einst bekämpften Establishment Führungspositionen einnehmen konnten. Daß ihnen schon bald eine neue Generation Konkurrenz machte, störte sie nicht. Die jungen Streber in der City, die – Amerika als Vorbild vor Augen – Europas Börsenplätze und Werbeagenturen eroberten und als Yuppies in die Wirtschaftsgeschichte eingingen, wollten nach oben kommen und das schnell erworbene Geld genießen.

In der vergangenen Dekade ging es mehr um das Erhalten des Erreichten als um die Entdeckung neuer Welten. Fleiß und Disziplin galten noch als anerkannte Werte, obwohl immer mehr Personalchefs feststellen mußten: Gerade die ehrgeizigen jungen Leute waren zu beidem nur solange bereit, wie ihnen kluge Vorgesetzte freie Hand bei der Arbeit ließen und reichlich Freizeit als Ersatz für die geleisteten Überstunden garantierten.

Die Werbeleute hatten sich gerade mit der Zersplitterung der Gesellschaft in unterschiedlichste Szenen abgefunden und mußten nun feststellen, daß ihnen die mühsam definierten Zielgruppen verlorengingen. Ältere Frauen entdeckten, daß sie auch im Outfit ihrer Töchter – Radrennhose und T-Shirt – gut aussahen, und die Töchter liehen sich von Mama das Abendkleid. Manager stiegen an einem Wochenende in die Motorradkluft der Rocker, am nächsten in den feinen Golfdress. Und die Jugend stylte sich sowieso jeden Tag anders. Einkommen, Ausbildung und Alter, früher sichere Maßstäbe für das Einkaufsverhalten, verloren an Bedeutung. »Trau keinem unter dreißig« sagten die Fünfzigjährigen plötzlich. Sie kauften sich Mountain-Bikes mit 20 Gängen und ließen sich das Gesicht straffen. Selbst Männer suchten in den Achtzigern immer häufiger eine Schönheitsfarm auf, oder sie gingen zum Chirurgen. Die Frau über 40 wurde als schön entdeckt, und wenn die Grauen Panter Forderungen anmeldeten, wurden sie wohlwollend zur Kenntnis genommen.

Die Entwicklung neuer Düfte hatte sich dieser Vielfalt an Wünschen anzupassen. In früheren Jahrzehnten war auf einen Dufttrend zum Schweren, Erotischen, immer eine Gegenbewegung zum Leichten erfolgt. Jetzt liefen all diese verschiedenen Wellen nebeneinander her. Auf die Richtung der weißen Blüten folgten exklusive Neuentwicklungen der Chyprenoten. Aus den blumigen Parfums wurden die Florientals, bei denen sich komplexe Blütenkompositionen mit orientalischen Komponenten schmückten. Bei den Aldehyden entwickelte sich eine frisch-fruchtige Blumigkeit mit einem neuartigen Rosenakzent, aber auch eine unerwartete blumige Süße mit einer Veilchennote.

Von 1990 bis 2000:
Die neunziger Jahre brauchen den gewissen Kick

Schon Ende der Achtziger berichteten immer mehr Trendforscher über eine Änderung im alten Wertesystem. Der Egoismus der Yuppies wird durch eine menschlichere Gesinnung, ihre Protzerei mit Statussymbolen durch eine »neue Bescheidenheit« ersetzt. Luxus bleibt natürlich bei denen gefragt, die ihn sich leisten können, aber Qualität zählt wieder mehr als der Preis, Wissen ist wichtiger als Angabe:

– Wer zu Beginn der neunziger Jahre im Restaurant den teuersten Champagner ordert, fällt zwar auf, aber nicht positiv. Bewundert wird, wer auf der Karte einen spanischen Sekt entdeckt, der der »Méthode champenoise« seine Entstehung verdankt, nur halb so viel kostet wie französische Schaumweine, aber ebenso gut schmeckt.

– Die Rolex am Handgelenk und das Label des Designers auf der Jeans oder der Kostümjacke bringen kein Prestige mehr. Ein witziger, individueller Outfit gilt mehr.

– Soziales Engagement ist gefragt. Wer sich am Wochenende für den Bau eines Kindergartens einsetzt, statt Akten zu studieren, liegt voll im aktuellen Trend, und über ein freiwilliges »Aussteiger-Jahr« in einem maroden Betrieb in der ehemaligen DDR läßt sich interessanter reden als über das neueste Auto vor der Tür.

– Cocooning statt Ausgehen heißt das Schlagwort der Trendsetter zu Beginn der neunziger Jahre. Wer sich abends zu Hause »einspinnt«, darf sich dazu zählen. Vom neuesten »Szene-Treff« zur aktuellen »In-Kneipe« zu hetzen, und jede Nacht in einer anderen angesagten Bar die aktuellen Cocktails zu probieren, gilt als öde – unter anderem weil Mineralwasser und Fruchtdrinks im Zeichen der weiter anschwellenden Gesundheitswelle Alkohol (zusammen mit Nikotin) ins Abseits drängen.

In der Mode feiert der Minirock ein erstaunliches Comeback, und statt weiter bequemer Kleider ist angeblich die Betonung des Körpers der angesagte Stil der Neunziger. Sollte es tatsächlich wieder einen Trend geben, der alle Frauen zum Einheitlichen zwingt? Zumindest für kurze Zeit? Die Chancen sind nicht groß. Auch wenn nach langen Jahren mit weiten Bundfaltenhosen und Wadenröcken Kurzes ebenso viel Spaß macht wie Enges, wird keine Frau ausschließlich Mini tragen. Nur den

Busen, die Beine und die Taille zu betonen, ist auf Dauer selbst dann langweilig, wenn frau eine gute Figur besitzt. Wer will schon immer die Verführerin spielen? Viel lustiger ist es, mal Lolita, mal Lady zu sein. Und außerdem: Neben all den Röckchen, die einem Lendenschurz gleichen, gibt es gleichzeitig wadenlange Plisseekleider und Kostüme, die bis zum Knie reichen. Zusammen mit dem hautengen Stretch-Look werden weite lange Hemden verkauft, und wer die Modefarbe Rot nicht ausstehen kann, greift zum wieder einmal aktuellen Schwarz.

Kleidung wie Düfte – und das ist neu – müssen in den Neunzigern einen besonderen Kick haben. Das Angebot ist so groß und vielfältig, daß sich nur das Extravagante abhebt. Das ist in der Mode zu Beginn der Neunziger der frisch interpretierte Körperlook für die Frauen und die »neue Farbigkeit« der ungestylten Cityanzüge für die Männer. Bei den Parfums sind es bisher unbekannte Komponenten: Grüne Veilchen zum Beispiel oder ein Hauch von Williams Christbirne.

Wie es bis zum Ende des Jahrzehnts weitergehen wird? Darüber wagen weder die Duft- noch die Trendexperten exakte Aussagen. Nur in einem Punkt sind sich alle einig: Der Zeitgeist wird nicht müder, sondern noch wacher werden, und die Zahl der Neuentwicklungen pro Jahr wird zunehmen. Für weibliche wie männliche Parfumverwender ist das eine vielversprechende Prognose: Die Lust auf Abwechslung, die bis zum Jahr 2000 eher steigen als sinken soll, kann stets befriedigt werden – gleichgültig, was sie von den Duftdesignern fordert.

Fragen und Antworten rund ums Parfum

Wie findet man das richtige Parfum?
Durch Ausprobieren. Wer ein Parfum wirklich beurteilen will, muß eine Weile mit ihm gelebt haben. Erst dann weiß man, in welcher Konzentration man es mag, zu welcher Tageszeit und zu welchen Gelegenheiten. Zum Probieren empfiehlt sich eine geringere Konzentration des Duftwassers wie etwa das Eau de Toilette.

Wie kommt es, daß das Parfum beim Ausprobieren anders riecht als zu Hause?
Der Eindruck eines Parfums ist stark von der Umgebung abhängig, in der es wahrgenommen wird. Da ein Parfum meist in der duftgeschwängerten Atmosphäre einer Parfümerie ausprobiert wird, muß der Eindruck in einer duftneutraleren Umgebung wie beispielsweise zu Hause anders empfunden werden. Außerdem spielen Temperaturunterschiede und Luftfeuchtigkeit eine Rolle. Der Hauptgrund aber ist, daß jedes Parfum einen eigenen Duftablauf hat und seinen typischen Charakter erst nach einer gewissen Zeit entfaltet.

Muß es immer das Parfum sein, oder tut es beispielsweise auch das Eau de Toilette?
Das ist nicht nur eine Preisfrage. Manche Frauen gehen mit ihrem Lieblingsduft gern verschwenderisch um, sie haben lieber eine größere Flasche. Handelsüblich sind folgende Konzentrationen (in einem Alkohol-Wasser-Gemisch):

Extrait oder Parfum	15–30 Prozent
Parfum de Toilette oder	
Eau de Parfum	8–15 Prozent
Eau de Toilette	4 – 8 Prozent
Eau de Cologne	3 – 5 Prozent
Splash Cologne	1 – 3 Prozent

Kann man Parfum verdünnen, wenn es einem zu stark ist?
Ja. Parfum läßt sich mit Alkohol verdünnen, wobei nicht konzentrierter Alkohol verwendet werden sollte, sondern etwa 90prozentiger Alkohol (mit destilliertem Wasser verdünnt).

Wie viele verschiedene Düfte kann man ausprobieren, ohne »duftblind« zu werden?
Da die Nase bei ähnlichen Düften schneller ermüdet, gilt die Faustregel:

Bei unterschiedlichen Parfumtypen ist es möglich, fünf bis sechs Parfums zu beurteilen, während maximal zwei bis drei Parfums ähnlichen Typs verglichen werden können. Da die Nase außerdem bei schweren Düften schneller ermüdet, sollte immer mit den leichteren Düften begonnen werden. Die Duftproben sollten auf möglichst weit voneinander entfernte Stellen getupft oder gesprüht werden. Absolut sinnlos ist es, wenn die Verkäuferin einen Kunden großzügig einnebelt.

Stimmt es, daß ein Parfum bei jeder Person anders riecht?
Ja. Jeder Mensch hat einen individuellen Eigengeruch. Er hängt von seiner Hautbeschaffenheit, seinen Ernährungs- und Lebensgewohnheiten ab. Das Parfum, das bei einer anderen Person so gut duftet, muß einem nicht unbedingt selbst stehen.

Verändert sich der Duft durch stark gewürztes Essen?
Der Duft des Parfums verändert sich nicht, es verändert sich jedoch der Geruch der Haut, da stark gewürztes Essen sich in den Hautausscheidungen bemerkbar macht. Diese Veränderung des Hautgeruchs bewirkt eine Verschiebung des Gesamteindrucks, der durch das Zusammenwirken von Parfum und Eigengeruch entsteht.

Wo und wie trägt man Parfum am besten auf?
Das ist vor allem eine Frage der Konzentration des Duftwassers. Mit dem berühmten Tropfen hinterm Ohr ist das Extrait gemeint. Parfum entfaltet sich am besten da, wo die Haut besonders warm und gut durchblutet ist, also hinterm Ohr, auf dem Puls, im Ellenbogen. Frisch gewaschenes Haar ist ein sehr guter Duftträger, außerdem Kleider aus Naturfasern und Pelz. Auf der Haut unter der Kleidung hält sich der Duft besonders lange. Wer sein Parfum gern und oft wechselt, sollte vorsichtig beim Besprühen der Kleidungsstücke sein, die nicht nach jedem Tragen gewaschen werden können. Der Restduft beispielsweise in einem Wollkleid verträgt sich womöglich nicht mit dem Duft, den man beim nächsten Mal benutzt.

Warum sollten nicht mehrere Düfte gleichzeitig benutzt werden?
Jedes Parfum ist ein in sich harmonisches Ganzes. Durch gleichzeitiges Benutzen verschiedener Parfums entstehen Disharmonien, die den Charakter des einzelnen Duftes zerstören und sogar einen unangenehmen Gesamteindruck hervorrufen können.

Wie bekommen Kleidung und Wäsche einen angenehmen Duft?
Einige Wollwaschmittel sind mit bestimmten, dazu geeigneten Duftnoten parfümiert, so daß die frisch gewaschenen Pullover bereits nach der Wä-

sche duften. Wer ein Dampfbügeleisen benutzt, kann etwas Parfum ins Bügelwasser geben. Leere Flakons, offen in den Schrank gestellt, verströmen noch eine Weile ihren Duft. Eine übertriebene Rundum-Parfümierung ist aber nicht empfehlenswert, denn wer schon durch seine Kleidung ein wandelndes Duftkissen ist, kann nicht mehr, je nach Stimmung, ein anderes Parfum benutzen.

Warum nimmt man sein eigenes Parfum nach einer Weile nicht mehr wahr?
Die Nase ist ein schnell ermüdendes Sinnesorgan. Durch ständiges Riechen desselben Duftes wird dieser nach kurzer Zeit nicht mehr wahrgenommen, obwohl er für andere Personen durchaus noch sehr kräftig sein kann.

Kann ein Parfum die Stimmung beeinflussen?
Ja, sehr. Düfte greifen unmittelbar in die seelische Wetterlage ein. Wenn die Stimmung fad oder muffig, das Betriebsklima oder die häusliche Atmosphäre drückend ist, kann der anregende Duft eines Parfums überraschend schnell die Stimmung aufhellen. Ein angenehmer Duft regt gleichzeitig an und beruhigt, macht heiter, entkrampft und vitalisiert. Ein kräftiger, erfrischender Geruch bringt – »Nachbarin, Euer Fläschchen!« sogar Ohnmächtige wieder zur Besinnung.

Gibt es erotisierende Parfums?
Im Prinzip nicht, jedenfalls nicht im Sinne eines unmittelbar wirksamen Aphrodisiakums. Der angenehme Duft einer reizvollen Person ist mit Sicherheit erotisierend, gleichgültig, welches Parfum sie benutzt. Je erfrischender und fruchtiger ein Duft ist, desto weniger wird man ihn als erotisierend empfinden, schwere, warme Parfums dagegen vermitteln eher ein Gefühl von Nähe und Intimität.

Warum ist Parfum so teuer?
Das liegt zum einen an den Rohstoffpreisen. Blütenöle erster Qualität und insbesondere die tierischen Duftstoffe erzielen inzwischen astronomische Preise. Zum anderen ist die Fabrikation von Parfum ein besonders aufwendiger Vorgang. Bevor eine neue Komposition »steht«, ist oft jahrelang daran gearbeitet worden. Aber auch ein eingeführter Duft durchläuft zahllose, komplexe Fertigungsstufen. Dazu kommen die Kosten für die meist sehr aufwendig gestalteten Flakons. – Bei Parfum funktioniert das Prinzip der preiswerteren Großpackung übrigens nicht: Parfum ist, einmal geöffnet, nicht zum Horten, sondern zum Gebrauch bestimmt. Je größer die Flasche, je haushälterischer der Verbrauch, um so größer die Gefahr, daß der Inhalt in der Qualität nachläßt.

Was ist ein gutes Parfum?

Ein Parfum ist immer gut, wenn die Frau, die es benutzt, sich in seiner Duft-
atmosphäre wohlfühlt, und es von ihren Mitmenschen akzeptiert wird. Der
Rest ist eine Frage der persönlichen Vorliebe. Allerdings gibt es objektive
Kriterien für die Qualität eines Parfums: Es muß in seinem Duftablauf harmonisch sein, d. h. sich über den Geruchsauftakt der Kopfnote über die
Herznote bis zur Basis so entfalten, daß es nicht stufenweise auseinander-
fällt. Von einem guten Parfum darf man außerdem Haltfestigkeit, also Halt-
barkeit im Duftablauf, erwarten. Die Kunst der Komposition besteht unter
anderem darin, Duftverzögerer, die sogenannten Fixateure, so einzu-
bauen, daß die schwerflüchtigen, länger haftenden Bestandteile die leichteren festhalten. Dabei handelt es sich um natürliche Duftstoffe wie Harze,
Balsame und tierische Sekrete oder um großmolekülige synthetische
Riechstoffe. Ein gutes Parfum muß zudem technisch in Ordnung, d. h. gut
abgelagert, sorgfältig gereinigt und dermatologisch unbedenklich sein.

Was heißt dermatologisch unbedenklich?

Wie alle Substanzen, die regelmäßig auf die Haut gelangen, können auch
Duftstoffe Kontaktallergien verursachen. Dies kommt zwar sehr selten
vor, ist für die Betroffenen aber unangenehm. Die Folge sind juckende
Hautausschläge. Gelegentlich treten diese nur dann auf, wenn die parfümierten Hautflächen zusätzlich belichtet werden, sowohl in der natürlichen Sonne als auch im Solarium. Licht und Duftstoff zusammen können
auf der Haut auch unschöne Pigmentierungen hinterlassen. Nur bestimmte Komponenten sind für derartige Hautunverträglichkeiten verantwortlich. Ein dermatologisch unbedenkliches Parfum enthält diese
nicht, oder ihre diesbezügliche Wirkung wird durch den Zusatz anderer
Substanzen unterdrückt. In Fachkreisen bezeichnet man das als »Quench-
ing«. Die mögliche allergieauslösende Fähigkeit einer Einzelkomponente
wird durch einen solchen Trick in der Duftstoffmischung »ausgelöscht«.

Hinterläßt Parfum Flecken auf der Kleidung?

Nein, da sich der größte Teil der Inhaltsstoffe restlos verflüchtigt. Trotzdem empfiehlt es sich nicht, Parfum direkt auf eine weiße Seidenbluse zu
tupfen. Verfärbungen können vorkommen, wenn das Parfum zu alt, also
abgestanden, dunkler und eingedickt ist. Solche Rückstände lassen sich
bei einer normalen Maschinenwäsche entfernen.

Wie stellt man fest, daß ein Parfum nicht mehr in Ordnung ist?

Ein Parfum ist nicht mehr in Ordnung, wenn es sich stark verfärbt hat und
dickflüssiger geworden ist, außerdem, wenn es am Verschluß verharzt ist

und beim Öffnen einen harzigen, sauren Geruch verströmt. Es jetzt noch mit Alkohol zu verdünnen, nützt nichts mehr; sein Geruch wird dadurch nicht besser.

Wie lange hält sich ein Parfum?
Angebrochen durchschnittlich ein halbes Jahr. Es lagert am besten dunkel und bei normaler Zimmertemperatur. In original verschlossenen Flaschen ist es über ein Jahr haltbar, während angebrochene Flakons alsbald verbraucht werden sollten. Der Tip, Parfum im Kühlschrank aufzubewahren, ist umstritten, zumal die an der Außenwand einer angebrochenen Flasche haftenden Duftspuren den Geruch bzw. Geschmack von Lebensmitteln unangenehm überlagern können.

Kann man selbst ein Parfum komponieren?
Nein. Jedes Parfum ist eine sehr komplexe Komposition aus vielen verschiedenen, aufeinander abgestimmten Inhaltsstoffen, von denen einige nur in Spuren verwendet werden. Dem Laien ist es gar nicht möglich, sich diese Stoffe zu beschaffen. Das »persönliche Parfum zum Selbermischen«, wie es gelegentlich angeboten wird, besteht in der Regel aus bereits fertigen Kompositionen, die dann je nach Wahl noch einmal gemischt werden. Was dabei herauskommt, kann durchaus zufriedenstellen, es wird sich aber selten um ein gutes Parfum handeln.

Aus wievielen Stoffen besteht ein Parfum?
Dafür gibt es keine festgelegte Regel. Parfums können aus 60 bis 70, aber auch aus mehreren hundert Ingredienzen komponiert sein. Grenzen nach oben gibt es nicht, was aber nicht bedeutet, daß ein Parfum um so besser ist, je mehr Zutaten verwendet werden.

Sollte man Parfum besser auftupfen oder versprühen?
Das ist eine Frage der Ökonomie und der Bequemlichkeit. Beim Auftupfen (am besten mit dem Stöpsel) können kostbare Tropfen verlorengehen, und beim Auftragen mit der Fingerspitze bleibt immer ein Teil an der Hand, der bei der nächsten Wäsche weggespült wird. Mit Aerosolen (Aerosol ist der internationale Begriff für Druckgaspackungen) läßt sich der Duft fein und kontinuierlich zerstäuben. Atomiseure, mechanische oder »Pumpzerstäuber«, geben das Parfum ebenso fein, aber nur stoßweise ab. Vor allem die leichteren Duftwässer wie Eau de Toilette werden zunehmend in beiden Arten von Zerstäuberpackungen angeboten.

Wieviel ccm (ml) sind eine Unze?
1 Unze sind nicht ganz 30 ccm (ml) oder genau 29,5729 ccm.

Glossar

Abrunden

Abrunden eines Parfums nennt man die Harmonisierung und Vervollständigung der typgebenden Bestandteile einer Komposition mit geruchsverwandten Stoffen oder zusätzlichen Akzenten. Diese sogenannten Adjuvantien, meist in kleinen Mengen verwendet, geben einer Komposition ein glattes und komplettes Geruchsbild.

Absolues

Absolues sind natürliche Duftstoffe, die durch Extraktion aus verschiedenen Pflanzenteilen gewonnen werden. Zunächst wird durch Extraktion mit einem Lösungsmittel das Concrète gewonnen. Anschließend werden die unlöslichen Wachse mit Alkohol herausgewaschen. Absolues sind qualitativ hochwertige Produkte, die wegen der geringen Ausbeute bei der Gewinnung sehr teuer sind.

Adaption

Adaption ist die Eigenschaft des Geruchssinnes, Düfte, die die Nase erreichen, im Zeitablauf immer schwächer wahrzunehmen. Dies kann dazu führen, daß ein Duft nach längerer Einwirkung nicht mehr wahrgenommen wird. Die Nase erholt sich jedoch schnell von dieser »Müdigkeit«.

Ätherische Öle

Ätherische Öle werden durch Auspressen oder Wasserdampfdestillation aus verschiedenen Pflanzenteilen gewonnen. Es sind Gemische verschiedener chemischer Substanzen. Im Gegensatz zu fetten Ölen verdunsten sie ohne Rückstand.

Agrumenöle

Agrumenöle ist der Sammelbegriff für die allgemein als Citrusöle bekannten ätherischen Öle von Bergamotte, Zitrone, Grapefruit, Limette, Mandarine, Bitterorange u. a.

Akkord

Akkorde entstehen durch das Zusammenfügen verschiedener Einzelgerüche, die zu neuen Geruchsbildern verschmelzen. Die Anzahl der eingesetzten Ingredienzen kann von zwei bis zu mehreren Hunderten reichen. Einfache und komplexe Akkorde werden als Bausteine für Parfumkompositionen verwendet.

Aldehydig

Mit aldehydig wird der Geruchseindruck bezeichnet, der durch die Verwendung kurzkettiger Fettaldehyde entsteht. Diesen Eindruck kann man mit fettig, wäßrig, talgig und dem Geruch nach »ausgeblasener Kerze« erklären. In Konzentration riechen die Aldehyde stechend. Sie finden in allen Parfumtypen Verwendung, besonders in eleganten femininen Noten.

Alkohol

Alkohol dient in der Parfümerie als Lösungsmittel zur Herstellung von Lotionen. Ein häufig eingesetzter Alkohol ist der Ethylalkohol.

Animalisch

Animalische Noten stammen, wie der Name sagt, aus dem Tierreich. Extrakte tierischer Sekrete, deren synthetische Imitationen und einzelne Riechstoffe werden in der Parfümerie ebenso verwendet wie Produkte aus dem Pflanzenreich, die ähnlichen Geruchscharakter besitzen. Die bekanntesten Produkte aus dem Tierreich sind Zibet, Moschus, Castoreum und Ambra. In Konzentration riechen sie oft unangenehm und aufdringlich. In entsprechender Verdünnung sind sie jedoch ein unverzichtbarer Bestandteil in vielen Parfums und verleihen ihnen Wärme und Fülle. Immer mehr wird mit synthetischen Imitationen gearbeitet.

Anosmie

Anosmie (Geruchsblindheit) ist die Unfähigkeit eines Menschen, etwas zu riechen. Daneben haben manche Menschen eine selektive oder partielle Anosmie. Hier besteht eine Unfähigkeit, eine bestimmte Substanz zu riechen.

Assoziation

Assoziation ist die Fähigkeit des Parfümeurs, sinnliche Eindrücke, Gefühlsbewegungen oder rationale Vorgänge mit Gerüchen in Verbindung zu bringen und in das Bild einer Komposition einfließen zu lassen. Mit Hilfe von Geruchserinnerungen gelingt es, erlebte Situationen in ihrer Gesamtheit in das Gedächtnis zurückzurufen.

Balsame

Balsame sind dickflüssige Sekrete von Pflanzen, die bei der Verletzung der äußeren Schichten austreten. Im Gegensatz zu Resinoiden ist vor ihrem Einsatz kein Extraktionsprozeß notwendig.

Balsamisch

Balsamisch ist der Geruchseindruck, der mit süß, weich und warm beschrieben wird. Balsamische Noten entstehen vornehmlich bei der Verwendung von Balsamen und Resinen in Parfumkompositionen. Besonders orientalische Parfums werden von balsamisch wirkenden Inhaltsstoffen mitbestimmt.

Basisnote

Basisnote ist der dritte und letzte Teil des Duftablaufs eines Parfums. Sie enthält die lang haftenden Bestandteile, wie z. B. Hölzer, Resine, animalische und kristalline Substanzen. In schwereren Parfums (Chypre und orientalische Noten) ist die Basisnote so stark betont, daß sie bereits im Angeruch typprägend wirkt.

Bitter

Bitter ist der Geruchseindruck, der mit dem entsprechenden Geschmacksbegriff verwandt ist. Er wird hervorgerufen durch Kombination von Wurzeln (Vetiver), Kräutern (Wermut), animalischen Noten (Leder) u. a. Bittere Akzente befinden sich vorwiegend in maskulinen Noten.

Blumig

Blumig betont sind heute gut die Hälfte aller Markenparfums. Sie werden in ihrem Charakter durch bestimmte Blütennoten (Maiglöckchen = Diorissimo/ Dior) oder durch ein Bouquet mit mehreren Blütennoten geprägt (Quelques fleurs/Houbigant). Alle übrigen Parfums enthalten ebenfalls einen mehr oder weniger großen Anteil blumiger Komponenten.

Blumig-fruchtig

Blumig-fruchtige Düfte haben einen zusätzlich typprägenden Anteil fruchtiger Noten. Diese bestimmen besonders die Kopfnoten. Der Schwerpunkt wird dabei immer auf den blumigen Elementen liegen. Ein Zuviel an fruchtigen Düften erinnert an Speisen und wird in Parfums abgelehnt.

Bouquet
Bouquet nennt man ein Gemisch verschiedener Blütennoten. Häufig ist das Bouquet wichtigster Bestandteil der Herznote. Unter Bouquettierung versteht man die Ausschmükkung, Harmonisierung und Abrundung einer Komposition.

Chypre
Chypre steht heute als Sammelbegriff für eine Gruppe von Parfums, die ihren Charakter durch das Zusammenwirken einer frischen Eau de Cologne-artigen Kopfnote mit einem Fond erhalten, der als wesentliche Elemente Eichenmoos, Labdanum und Patchouli enthält. Viele warme, erogene, sinnliche Parfums gehören zur Familie der Chyprenoten. Als Klassiker gilt Chypre/Coty, ein Parfum, das schon 1917 auf den Markt kam.

Citrusnoten
Citrusnoten haben einen frischen, leichten Charakter. Sie entstammen der Familie der Agrumenöle (Bergamotte, Zitrone, Limette, Mandarine, Orange, Bitterorange u. a.). Daneben gibt es eine Reihe synthetischer Stoffe, die den frischen Charakter der Citrusnoten in verschiedenen Variationen besitzen.

Coniferig
Coniferig ist der Dufteindruck, der an Fichte, Tanne, Wacholder usw. erinnert. Coniferige Parfumöle werden hauptsächlich für Badeprodukte gebraucht und in maskulinen Düften eingesetzt.

Duftablauf
Parfum ist ein Gemisch aus Stoffen mit unterschiedlichem Flüchtigkeitsgrad. Leichtflüchtige Stoffe sind meist frische Noten, die die erste Phase des Duftablaufs, die Kopfnote, bestimmen. Stoffe mit mittlerer Verflüchtigung bilden das Bouquet, den Körper oder die Herznote des Parfums, während Stoffe mit sehr langsamer Verflüchtigung oder längerer Haftung den Fond bilden. Ein gutes Parfum ist so aufgebaut, daß ähnlich riechende Substanzen in allen drei Phasen des Duftablaufs wirken und somit einen harmonischen, kontinuierlichen Verlauf ergeben. Beim schnellen Ausprobieren nimmt man praktisch nur den »Angeruch« der Kopfnote wahr.

Duftbaustein
Duftbausteine nennt man alle Ingredienzen, die zum Aufbau von Parfumkompositionen verwendet werden. Dabei handelt es sich um definierte Riechstoffe, Naturprodukte und um einfache und komplexe Mischungen, die sogenannten Basen, Spezialitäten und Akkorde.

Duftentfaltung
Die Duftentfaltung eines Parfums muß drei Kriterien genügen:
a) Abstrahlung beim Öffnen des Flakons.
b) Abstrahlung von der Haut in allen Phasen des Duftablaufs.
c) Wirkung des Parfums in dem die Trägerin umgebenden Raum.

134

Eau de Cologne
Eau de Cologne ist eine alkoholische Parfumöllösung in einer Dosierung von drei bis fünf Prozent.

Eau de Parfum
Eau de Parfum ist eine alkoholische Parfumöllösung in einer Dosierung von acht bis fünfzehn Prozent.

Eau de Toilette
Eau de Toilette ist eine alkoholische Parfumöllösung in einer Dosierung von vier bis acht Prozent.

Erdig
Erdig ist der Geruchseindruck, der an den Geruch von Erde, Waldboden, Moder, Staub u. ä. erinnert. Bekannte ätherische Öle mit einer erdigen Komponente sind Vetiver und Patchouli. Erdige Akzente tauchen in Parfums nur unterschwellig auf.

Erogen
Erogen und erotisch stimulierend wirken können Parfums, die neben ihrer allgemeinen Gefälligkeit und Harmonie einen betonten Anteil warmer, animalischer Noten in Kombination mit z. B. bestimmten Blütenölen besitzen. Die Wirkung des Parfums ist jedoch stark von der Harmonie mit seiner Trägerin und der Situation abhängig.

Essence concrète
Essence concrète (deutsch: Konkret). Das Konkret wird mit Hilfe von Lösungsmitteln aus verschiedenen Pflanzenteilen extrahiert. Es enthält neben dem ätherischen Öl auch eine Reihe in Alkohol unlöslicher Wachse. Konkrets werden wegen ihrer guten Haftung und der enthaltenen unlöslichen Bestandteile überwiegend in Seifenparfums verwendet. Zur Parfümierung alkoholischer Lotionen verwendet man die Absolues, das sind die Produkte, die aus den Konkrets durch Entfernen der Wachsbestandteile hergestellt werden.

Essenzen
Essenzen sind alkoholische oder wäßrige Pflanzenauszüge, die heute in der Parfümerie kaum noch Bedeutung haben. Dagegen finden sie in der Kosmetik- und Aromenindustrie breite Anwendung.

Evaluierung
Evaluierung bedeutet die Auswahl von Parfumnoten aus einer Anzahl vorhandener Vorschläge für einen bestimmten Zweck. In den letzten Jahren hat sich für diese Aufgabe eine eigenständige Berufsgruppe gebildet: die Evaluatoren. Diese Aufgabe, die gleichzeitig eine solide Fachkenntnis und ein Gespür für den Geschmack des Marktes erfordert und somit eine wichtige Mittlerfunktion zwischen Kreateur und Verwender von Parfums darstellt, wird häufig von Frauen ausgeübt.

Extrait
Extrait ist der allgemein übliche Name für Parfum. Damit wird die alkoholische Parfumöllösung in einer Konzentration von 15 bis 30 Prozent bezeichnet.

Extraktion
Extraktion ist ein Verfahren zur Gewinnung von Rohstoffen aus pflanzlichem und tierischem Material mit Hilfe verschiedener Lösungsmittel. Gerade die besonders wertvollen natürlichen Riechstoffe werden in dieser Form gewonnen.

Fettig

Fettig ist der Geruchseindruck, der an Tran, Schmalz, Wachs u. ä. erinnern kann. In geringer Dosierung stellen diese Noten die Gedankenverbindung an den Geruch menschlicher Haut her. Sie können damit die erogene Wirkung eines Parfums unterstützen.

Fixierung

Fixierung heißt, den Duft eines Parfums über einen möglichst langen Zeitraum zu erhalten. Dabei werden schwerflüchtige Stoffe verwendet, die ihre volle Geruchsintensität erst nach einiger Zeit entfalten und dann längere Zeit beibehalten. Außerdem kommen Riechstoffe zur Anwendung, die keinen starken Eigengeruch haben, aber in der Lage sind, den Geruchsablauf anderer Stoffe zu verlängern. Eine gut durchkonstruierte Duftkomposition verfügt auch über eine gute Haftung. Dagegen gibt eine in der Fixierung überladene Note keine Gewähr für gute Haftdauer, da sich Stoffe auch gegenseitig in der Duftentfaltung behindern können.

Flüchtigkeit

Die Flüchtigkeit von in der Parfümerie verwendeten Riechstoffen ist bei einheitlichen Stoffen von der Molekülgröße und bei Naturstoffen, die ja Gemische darstellen, von der Flüchtigkeit der in ihnen enthaltenen Komponenten abhängig. Leichtflüchtige Stoffe bestimmen den Angeruch eines Parfums, schwerflüchtige den Nachgeruch. Da ein Parfum ein komplexes Gemisch unterschiedlich flüchtiger Stoffe ist, sind Veränderungen des Charakters während des Duftablaufs normal. Es ist die Kunst des Parfümeurs, dem Parfum in jeder Phase einen möglichst einheitlichen Grundcharakter zu geben.

Fougère

Fougère ist ein parfümistischer Phantasiebegriff und gibt der Kombination der frisch-krautigen Lavendelnote mit einem moosigen Fondgeruch den Namen. Fougèrenoten gibt es in vielen phantasievollen Auslegungen, besonders auf dem Sektor der Herrennoten.

Frisch

Frisch ist, auf die Wirkung eines Parfums bezogen, eine subjektive Empfindung, die durch verschiedene Geruchseindrücke hervorgerufen werden kann. Im europäischen Raum verbindet man mit diesem Begriff allgemein Noten wie Zitrone, Lavendel, Grünnoten, helle, blumige Komponenten, also überwiegend leichte, helle Geruchselemente. In anderen Regionen, beispielsweise Nordamerika, werden auch süße oder pudrige Parfums als frisch bezeichnet.

Fruchtig

Fruchtig ist der Geruchseindruck von den aus der Natur bekannten Fruchtnoten, wie z. B. Himbeere, Apfel, Pflaume usw. Sie finden in der Parfümerie als Nuanceure Verwendung. Reine Fruchtnoten kommen allenfalls als Modeerscheinungen in bestimmten Anwendungsgebieten (z. B. Shampoo) vor. Übertriebene Dosierungen von Fruchtnoten wirken in Parfums »eßbar« und stehen damit der erogenen Wirkung einer Komposition entgegen.

Geruch

Geruch ist die Sinneswahrnehmung der Nase von riechenden organischen Verbindungen, die beim Einatmen erfolgt, wobei Luft als Geruchsträger dient.

Grün

Grün ist der Gesamteindruck, der an Gras, Blätter, Stengel u. ä. erinnert. Grüngerüche gibt es in vielen Nuancen. Sie finden in der Parfümerie breite Anwendung und dienen hauptsächlich dazu, Kopfnoten von Parfums besondere Akzente zu verleihen.

Haftfestigkeit

Die Haftfestigkeit eines Riechstoffes richtet sich nach seinem Flüchtigkeitsgrad. Da ein Parfum fast immer lange haften soll, werden schwerflüchtige Stoffe zur Fixierung von Parfumkompositionen verwendet.

Harmonie

Harmonie heißt, alle Komponenten so aufeinander abzustimmen, daß in keiner Phase des Duftablaufs einzelne Elemente so stark hervortreten, daß sie als unangenehm empfunden werden. Leicht lassen sich Harmonien zwischen ähnlich riechenden Stoffen erzielen. Viele Parfums enthalten jedoch gegensätzliche Duftelemente. Erst dadurch erhalten Parfums Originalität und Charakter. Es ist Aufgabe des Parfümeurs, Verbindungen und Harmonien herzustellen, die auch auseinanderstrebende Elemente vereinigen.

Harze

Harze sind meist feste oder halbfeste organische Pflanzenausscheidungen, die vor ihrer Verwendung in der Parfümerie noch einen Reinigungsprozeß durchlaufen müssen.

Herb

Herb wird der Dufteindruck genannt, der durch Ingredienzen wie Hölzer, Moose, Kräuter usw. erreicht wird. Herbe Noten finden vorwiegend in maskulinen Parfums Verwendung und haben als frische Tagesparfums große Bedeutung.

Herznote

Herznote ist die zweite, mittlere Phase des Duftablaufs eines Parfums nach dem Abklingen der Kopfnote. Sie wird vorwiegend von blumigen, würzigen oder holzigen Komponenten geprägt und bildet, wie der Name sagt, das Herzstück des Parfums.

Heuartig

Heuartige Noten finden vorwiegend in Naturdüften für verschiedene Anwendungsgebiete Verwendung (z. B. med. Bäder). Auch maskuline Parfums enthalten heuartige Komponenten (Fougère). Wichtigster synthetischer Riechstoff mit einer heuartigen Note ist Cumarin.

Holzig

Holzige Noten spielen in fast allen Parfums eine mehr oder weniger große Rolle. Die wichtigsten natürlichen holzigen ätherischen Öle in der Parfümerie sind Cedernholzöl, Patchouliöl, Vetiveröl und Sandelholzöl. Sie haben gute fixierende Eigenschaften. Prägende Wirkung üben sie daher häufig erst nach einiger Zeit des Duftablaufs aus. Sie sind mitverantwortlich für den pudrigen Nachgeruch vieler Parfums auf der Haut. Viele moderne Herrennoten werden von in den letzten Jahren von der Riechstoffindustrie neuentwickelten synthetischen Holzriechstoffen geprägt.

Infusion
Infusion ist die Herstellung von Blütenölen, die bei 65 Grad Celsius mit Alkohol ausgezogen werden.

Ingredienz
Ingredienz ist ein anderer Begriff für Inhaltsstoff.

Intensität
Die Intensität oder Geruchsstärke einer Parfumkomposition ist von der Stärke der einzelnen Bestandteile und ihrer Kombination abhängig.

Jasminig
Jasminig werden Parfums genannt, die in ihrem Charakter von dem Duft der Jasminblüte als wesentlicher Komponente geprägt werden. So reichen die Interpretationen vom natürlichen Blütentyp bis hin zu stilisierten und verfremdeten Komplexen.

Kampferartig
Kampferartige Noten haben einen frischen, sauberen, medizinischen Geruch. In der Natur finden sich kampferartige Noten u. a. im Lavandin, Rosmarin und in Coniferenölen. In der Parfümerie benutzt man diese Noten in größeren Mengen zur Parfümierung von Badeprodukten.

Kölnisch Wasser
Kölnisch Wasser ist als Anwendungsform eine etwa drei- bis fünfprozentige Parfumöllösung in einem Alkohol-Wasser-Gemisch. Die parfümistische Note »Kölnisch Wasser« stellt eine Komposition aus frischen, leichtflüchtigen ätherischen Ölen (vorwiegend Agrumenölen) dar, die nur wenige fixierende Bestandteile enthält. Sie dient zur Erfrischung und hat nur begrenzt parfümierende Wirkung.

Komposition
Jedes Parfum stellt eine Komposition aus einer unterschiedlich großen Anzahl harmonisch aufeinander abgestimmter Einzelkomponenten dar. Die Eigenschaften der Einzelbestandteile werden genutzt, um in der Kombination ein neues eigenes Gesamtbild zu schaffen, wobei die Charakteristika der Ingredienzen in den Hintergrund treten, ohne unterdrückt zu werden.

Kopfnote
Kopfnote ist die erste Phase des Duftablaufs eines Parfums. Sie spielt die entscheidende Rolle beim ersten Eindruck, beim Öffnen des Flakons und beim Auftragen des Parfums auf die Haut. Die Aufgabe der Kopfnote ist es, Interesse für das Parfum insgesamt zu wecken und Aufmerksamkeit zu erregen. Deshalb ist ein auffälliger Charakter häufig wichtiger als ausgefeilte Harmonie. Die Kopfnote wird naturgemäß von leichtflüchtigen Riechstoffen bestimmt. Oft spielen aber auch Noten von Herz und Fond schon in der ersten Duftphase eine Rolle.

Krautig
Krautige Komponenten haben viele Riechstoffe und erinnern im Geruch an Kräuter und Drogen. Bekannte und vielverwendete Beispiele sind Beifuß, Salbei, Rosmarin und Lavendel. In maskulinen Parfums sind krautige Akzente weitverbreitet.

Ledernote

Ledernoten spielen ebenso wie Tabaknoten in der Gruppe der maskulinen Parfums eine bedeutende Rolle. Sowohl natürliche Auffassungen wie phantasievolle Auslegungen des Themas kommen zur Anwendung. Auch in femininen Parfums spielen Ledernoten, z. B. im Bereich der Chypre-Familie, mit.

Leicht

Leichte Parfumnoten beziehen ihren Charakter überwiegend von frischen citrischen, blumigen, fruchtigen und grünen Komponenten. Sie enthalten kaum süße, balsamische oder schwüle Elemente. Dem Parfümeur stehen heute genügend Mittel zur Verfügung, auch im Charakter leichte Parfums gut zu fixieren.

Lösungsmittel

Lösungsmittel dienen in der Parfümerie der Verdünnung des Parfumöls, ohne eigene riechende Eigenschaften zu besitzen. Gebräuchlichstes Lösungsmittel ist Ethylalkohol. Manche Lösungsmittel haben gleichzeitig fixierende Eigenschaften.

Metallisch

Metallische Noten werden in Parfums verwendet, um kühle, saubere Effekte zu erzielen. Sie werden in Nuancen benutzt und treten selten dominierend hervor.

Minzartig

Minzartig sind Duftnoten, die an Pfefferminze und Krauseminze erinnern und in der Parfümerie zur Erzielung von besonderen Frischeeffekten in der Kopfnote eingesetzt werden.

Mischbetrieb

Mischbetrieb heißt die Station auf dem Weg zum Parfum, bei der die konzentrierten Parfumöle nach den Rezepturen der Parfümeure in großem Maßstab gemischt werden. Moderne Mischbetriebe funktionieren heute teilautomatisch und computergesteuert.

Modifizieren

Modifizieren heißt, das Grundthema erfolgreicher Parfums mit zusätzlichen oder unterschiedlichen Akkorden und Geruchsnuancen zu versehen. So entstehen für den Laien neue Parfums, die für den Fachmann als Modifikationen bekannter Themen zu erkennen sind.

Moosig

Moosige Duftnuancen, Extrakte von verschiedenen Baummoosarten (besonders Eichenmoos), spielen eine große Rolle in nahezu allen Parfumtypen. Besondere Bedeutung haben sie in den Chyprenoten. Moosige Nuancen haben ein sehr komplexes Geruchsbild und können neben der eigentlichen Mooskomponente algige, ledrige, holzige und andere Merkmale aufweisen. Ihre ausgezeichneten fixierenden Eigenschaften machen sie ebenso unentbehrlich wie ihre Fähigkeit, Düften eine besondere Fülle und Tiefe zu verleihen.

Narkotisch

Narkotische Parfums enthalten oft hohe Anteile schwüler Blütendüfte (z. B. Jasmin, Tuberose) und animalischer Komponenten. Narkotisch wirkende Blütendüfte haben ihren Höhepunkt im Zeitpunkt des Verblühens. Eine geschickte Dosierung narkotisch wirkender Komponenten ist notwendig, wenn ein Parfum nicht aufdringlich und ermüdend wirken soll.

Nuanceur

Nuanceure sind Riechstoffe, die in einer Komposition nicht als Hauptgeruchsträger fungieren, sondern diese unterstützen und abrunden oder auch bestimmte gewünschte Effekte erzeugen, die zum Gesamtbild eines Duftes beitragen. Sie können natürlich auch die Funktion von tragenden Elementen übernehmen.

Orientalisch

Orientalische Parfums erinnern mit ihren typprägenden Inhaltsstoffen an Gerüche aus dem Orient. Solche Inhaltsstoffe können exotische Blütennoten, Gewürze, Balsame, Resine und animalische Komponenten sein. Der Charakter der orientalischen Parfums bringt es mit sich, daß sie überwiegend als sogenannte Winter- und Abendparfums verwendet werden.

Parfum

Parfum = »Per fumum« kommt aus dem Lateinischen und bedeutet »durch den Rauch«. Früher wurden wohlriechende Harze verbrannt, um sie als Rauchopfer darzubringen. Heute versteht man unter Parfum oder Extrait eine fünfzehn- bis dreißigprozentige alkoholische Lösung von Parfumölen.

Parfümeur

Parfümeur ist die Berufsbezeichnung für den Schöpfer von Duftkompositionen für verschiedenste Anwendungsbereiche. Zu seinen Fähigkeiten gehören ein in langem Training erworbenes Geruchsgedächtnis, Geruchsunterscheidungsvermögen, die Kenntnis über Wechselwirkungen von einzelnen Riechstoffen im Kompositionsverband und kreatives Denkvermögen. Seine Ausbildung dauert allgemein fünf Jahre.

Parfumöl

Parfumöle sind konzentrierte Mischungen von Duft- und Riechstoffen, die in alkoholischer Lösung zur Parfümierung verschiedenster Produkte verwendet werden.

Pheromon

Pheromone sind chemische Stoffe, die der Verständigung zwischen Lebewesen dienen. Sie spielen dabei als Sexuallockstoffe vor allem bei Insekten eine große Rolle.

Pudrig

Pudrig ist der Geruchseindruck, der durch das Zusammenwirken meist langhaftender, moosiger, holziger, süßer und kristalliner Elemente entsteht. Viele Parfums hinterlassen nach dem Verfliegen der frischen und blumigen Bestandteile auf der Haut einen pudrigen Gesamteindruck.

Rauchig

Rauchige Noten werden hauptsächlich in maskulinen Parfums verwendet, um natürliche Ledernoten darzustellen. In modernen Ledernoten ist die rauchige Komponente gegenüber der animalischen in den Hintergrund gedrängt, während klassische Ledernoten deutliche rauchige Nuancen enthalten, die aus dem ätherischen Birkenteeröl stammen.

Reife

Reifen muß ein Parfum etwa vier bis acht Wochen, bevor es in den Handel gebracht wird, damit die einzelnen Bestandteile miteinander verschmelzen können und der Duft zur vollen Entfaltung kommt.

Resinoide

Resinoide sind Extrakte aus Harzen oder Pflanzenteilen außer denen der Blüten. Sie enthalten neben dem ätherischen Öl auch die im jeweils verwendeten Lösungsmittel löslichen Bestandteile wie Wachse, Harze u. ä. Um Resinoide leichter verarbeiten zu können, werden ihnen oftmals hochsiedende, geruchlose Lösungsmittel zugesetzt. Resinoide haben häufig eine dunkle Farbe und besonders gute fixierende Eigenschaften.

Sauer

Sauer kann ein Parfum riechen, wenn es durch unsachgemäße Lagerung vorzeitig altert, d. h. es werden chemische Veränderungen hervorgerufen, die nicht umkehrbar sind. Deshalb muß ein sauer riechendes Parfum als verdorben angesehen werden.

Schwer

Schwer nennt man Parfums, bei denen die schwerflüchtigen Bestandteile wie Balsame, Moose, animalische Noten usw. dominieren. Diese Bestandteile prägen bereits die Kopfnote mit, so daß schwere Parfums schon im Angeruch als solche zu erkennen sind. Sie werden vorwiegend in Chyprenoten und orientalischen Noten eingesetzt.

Sinnlich

Sinnlich ist die Bezeichnung für ein Parfum, das eine erotisch stimulierende Wirkung besitzt. Ein betonter Anteil animalischer Komponenten und exotischer Blütennoten ist in diesen Parfums häufig zu finden. Viele Parfums sind bei richtiger Anwendung in der Lage, über den Geruchs-sinn angenehme Empfindungen und Stimmungen zu erzeugen, da der Geruchssinn einen direkten Zugang zu dem Teil des Gehirns hat, in dem Gefühle und Sexualverhalten gesteuert werden (Limbisches System).

Stabilität

Stabilität muß ein Parfum besitzen, damit es nicht negativ von Licht und Sauerstoff beeinflußt werden kann. Bei sachgemäßer Lagerung (vor Licht geschützt, bei Zimmertemperatur, verschlossenem Flakon) sind Parfums durchschnittlich sechs Monate ohne Qualitätseinbuße haltbar, meist erheblich länger.

Stechend

Stechend können Gerüche dann wirken, wenn sie überdosiert angewendet werden. Es ist Aufgabe des Parfümeurs, die Bestandteile einer Parfumkomposition so aufeinander abzustimmen, daß einzelne Komponenten nicht »herausstechen«.

Süß

Süß wirkende Elemente sind in unterschiedlicher Menge in vielen Parfums enthalten, besonders stark ausgeprägt in orientalischen und schweren Chypre-Parfums. Bekanntestes Beispiel für ein süß riechendes Naturprodukt ist der Extrakt der Vanilleschote.

Tabaknoten

Tabaknoten, natürliche und synthetische, finden vorwiegend in maskulinen Parfums Verwendung. Dabei spielen neben der reinen Tabaknote auch die bei der Aromatisierung des Tabaks entstehenden Beigerüche (Honig, Pflaume usw.) eine Rolle.

Tinktur

Tinkturen sind kalt extrahierte alkoholische Auszüge aus Naturprodukten. Sie wurden früher häufig verwendet, während ihr Gebrauch heute aus preislichen Gründen stark zurückgeht.

Warm

Warme Parfums haben einen charakteristischen Anteil von Riechstoffen mit animalischem Duftcharakter und werden fast immer als körperähnliche Gerüche empfunden.

Würzig

Würzige Duftnoten finden in Form ätherischer Öle von fast allen bekannten Gewürzen in der Parfümerie Verwendung. So sind z. B. Zimt und Nelke von großem Interesse in orientalischen Parfums. Viele maskuline Parfums enthalten Anteile von Gewürzölen, z. B. Majoran, Coriander und Pfeffer.

Aurel GRUPPE
Parfümerien zum Wohlfühlen

Zur Aurel-Gruppe gehören mehr als 300 Parfümerien, die zu den interessantesten und beliebtesten Adressen für Pflege, Duft und Schönheit zählen.

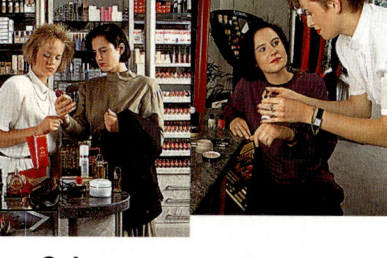

Persönliche Beratung

Ausgebildete und erfahrene Fachberaterinnen stehen Ihnen gern mit Rat und Tat zur Seite.

Kosmetik-Behandlung

Ergänzen Sie Ihre persönliche Schönheitspflege durch eine Behandlung

Gekonntes Make-up

Wir helfen Ihnen dabei ein Make-up zu entwikkeln, das Ihre Persönlichkeit optimal zur Geltung bringt.

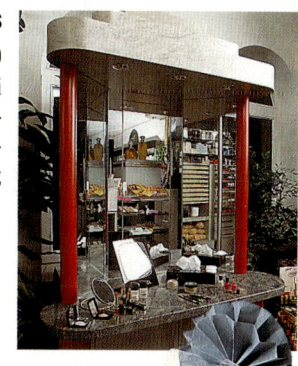

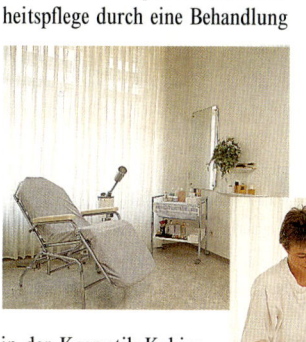

in der Kosmetik-Kabine. Erfahrene Kosmetikerinnen beraten und behandeln Sie individuell.

Geschenk-Service

Alle Artikel werden auf Ihren Wunsch als Geschenk verpackt. Mit viel Liebe und Phantasie werden kleine Kunstwerke daraus.

Service, Qualitätsprodukte, Individualität und ein ansprechendes Ambiente machen die Fachgeschäfte der Aurel-Gruppe zu "Parfümerien zum Wohlfühlen", die Sie auch ganz in Ihrer Nähe finden. Ein Adreßverzeichnis senden wir Ihnen auf Anfrage gern zu. Fordern Sie es bitte unter folgender Tel. Nr. an: 04331/5221 oder 04331/25116

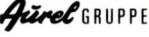
Aurel GRUPPE

Unsere Produkte werden Sie nicht kennen! Aber...

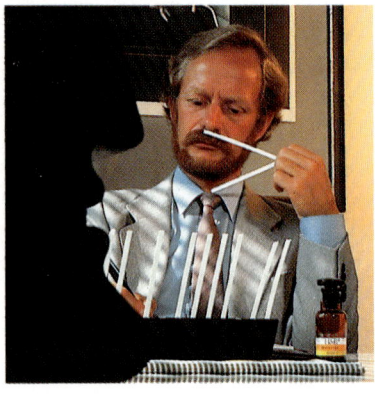

wenn der gute Duft eines Parfums oder Rasierwassers für Sie ein Stück Lebensqualität bedeutet, wenn Sie auf den angenehmen Geruch einer Seife oder eines Shampoos nicht verzichten und wenn Sie zu schätzen wissen, daß die frische Note eines Reinigungs- oder Waschmittels den Umgang mit diesen unentbehrlichen Helfern angenehmer macht, dann begegnen Sie unseren Erzeugnissen – sogenannten Parfümölen – tagtäglich, ohne daß unser Name dabei in Erscheinung tritt.

Die Welt der Düfte ist seit vielen Jahrzehnten unser Metier. Unsere Parfümeure komponieren auf allen 5 Kontinenten Wohlgeruch für eine Vielzahl von Markenartikeln führender Hersteller. Dazu brauchen sie neben Hunderten von Duftbausteinen eine Menge Erfahrung und vor allem Kreativität, damit ihre Kreationen den hohen ästhetischen Anspruch erfüllen, den Kunden und Verbraucher aus aller Welt an sie stellen.

Haarmann & Reimer GmbH
3450 Holzminden

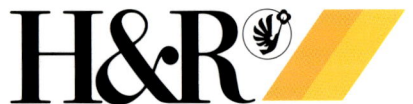

Argentinien, Australien, Brasilien, Chile, Frankreich, Großbritannien, Italien, Japan, Kolumbien, Mexiko, Österreich, Schweiz, Spanien, Südafrika, USA, Venezuela.